W0056817

GÜNTER THEIßEN

DAS VIRUS

Auf der Suche nach dem Ursprung
von COVID-19

WESTEND

Mehr über unsere Autor :innen und Bücher:
www.westendverlag.de

Die Deutsche Nationalbibliothek verzeichnet diese Publikation in
der Deutschen Nationalbibliografie; detaillierte bibliografische Daten
sind im Internet über http://dnb.d-nb.de abrufbar.

Aus Gründen der besseren Lesbarkeit verwende ich im Buch das
generische Maskulinum, beispielsweise »der Patient«. Ich meine
immer alle Geschlechter im Sinne der Gleichbehandlung. Die verkürzte
Sprachform hat redaktionelle sowie pragmatische Gründe und ist wertfrei.

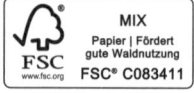

ISBN: 978-3-86489-372-8
© Westend Verlag GmbH, Frankfurt/Main 2022
Umschlaggestaltung: Buchgut, Berlin
Lektorat: Thomas Schmoll
Satz: Publikations Atelier, Dreieich
Druck und Bindung: CPI – Clausen & Bosse, Leck
Printed in Germany

Inhalt

Widmung

Dieses Buch ist für Roxane, Laetitia, Mirna und Nelia, die wie Abermillionen andere junge Menschen auf der Welt unschuldig unter SARS-CoV-2 gelitten haben. Weil meine Generation in vielerlei Hinsicht versagt hat, müsst ihr jetzt schnell die Welt retten – sorry! Aber ihr habt so vieles schon geschafft, ihr schafft auch das! Also haut rein, damit Mensch und Molch eine Chance haben!

Dieses Buch widme ich außerdem den ungeheuer vielen netten Menschen der uralten Kulturnation China. Die wenigen nicht so netten Menschen dort mögen das Buch zumindest mit konfuzianischer Geduld ertragen.

1 Der Ursprung des Virus – wen interessiert das überhaupt?

Stellen Sie sich einmal vor: In einem Waldstück irgendwo in Deutschland finden Spaziergänger sechs Leichen mit auffälligen Wunden. Die Polizei eilt herbei. Der leitende Kriminalkommissar, ein erfahrener Ermittler, betrachtet den Fundort. Ohne abzuwägen und zu prüfen, was genau passiert sein könnte, steht für ihn fest: Die sechs Menschen sind eines natürlichen Todes gestorben. Einer seiner Kollegen, selbst ein erfahrener Polizist, fragt verdutzt: »Sind Sie wirklich sicher? Schließlich ist der Fund doch sehr ungewöhnlich. Sechs Tote auf einmal und das mitten im Wald. Wodurch sollen die denn gleichzeitig zu Tode gekommen sein, ich sehe hier keine Spuren eines Blitzeinschlages oder sowas. Wollen wir die Leichen nicht obduzieren lassen, um zu erfahren, wie die Wunden entstanden sind, ob durch Menschenhand oder Tierbiss? Sollten wir neben einer natürlichen Ursache nicht auch ein mehrfaches Tötungsdelikt in Betracht ziehen? Vor allem: Sollten wir nicht erstmal gründliche Ermittlungen durchführen, bevor wie hier zu definitiven Aussagen kommen?«

Aber der Ermittler winkt ab, verweist auf seine profunden Kenntnisse und seine lange Erfahrung – nur konkrete Argumente für seine Einschätzung liefert er nicht. Ein Blick auf die leblosen Körper genüge ihm, behauptet er. »Ein Verbrechen ist kategorisch auszuschließen. Und außerdem«, fährt der Kommissar fort: »Menschen sterben halt, das kommt immer wieder vor. Manchmal halt auch sechs auf einmal.« So unwahrscheinlich der Zufall auch erscheinen möge, müsse man nicht gleich an ein Verbrechen denken, schließt er und klopft dem zweifelnden Kollegen väterlich auf die Schulter. »Hier jedenfalls gibt es offensichtlich keinen Fall und nichts zu ermitteln«, sagt der Kommissar, verlässt den Ort und freut sich auf einen unerwartet frühen Feierabend. Sein Assistent bleibt frustriert zurück.

Sie denken, von so einem unsinnigen Krimi habe ich ja noch nie gehört? Keine Ermittlungen, kein Verdacht – welcher Fahnder macht so einen miesen Job, ist das nicht Arbeitsverweigerung? Diese ganze Erzählung ist doch aus der Luft gegriffen und völlig unrealistisch! Sie haben natürlich recht, es ist kaum vorstellbar, dass ein erfahrener Ermittler bei einem derart dubiosen Leichenfund das Ganze vorschnell als natürliches Ereignis abhaken würde. Im Gegenteil, die Umstände würden seinen ganzen Ehrgeiz wecken, sich mit Hochdruck an die Aufklärung des Falles zu machen. Denn wer weiß, wie viele schreckliche Taten ein möglicher Mörder noch begehen wird?

Meine Darstellung ist also kein Krimi, sondern die Geschichte eines Skandals. Der besteht darin, dass der Kommissar nicht bereit ist, hartnäckig den Umständen dieses merkwürdigen Ereignisses auf den Grund zu gehen. Man müsste sich sogar fragen: Hat der Kommissar vielleicht ein Interesse daran, die Sache nicht weiterzuverfolgen?

Jetzt stelle man sich vor, es sind nicht sechs, sondern sechs Millionen Tote. So viele Menschenleben hat bis Anfang Mai 2022 COVID-19 – COVID steht für Corona Virus Disease, zu Deutsch: Coronavirus-Erkrankung, die 19 für das Jahr des Ausbruchs 2019 – nach offiziellen Angaben gekostet. Womöglich sind es sogar bis zu dreimal so viele.[1] Und die Umstände, unter denen diese tödliche Pandemie ihren Anfang nahm, sind nicht weniger dubios als der fiktive multiple Leichenfund im Wald. Auch zu SARS-CoV-2, das Virus, das die Krankheit auslöst, wurde gleich zu Beginn von »internationalen Experten« des Fachgebiets ein Urteil gefällt, ohne die dafür notwendigen Informationen vorliegen zu haben. Es lautete: Der Ausbruch war ein natürlicher Vorgang, bei dem der Erreger – ausgehend von einem Tier – den Menschen infizierte, was als natürliche Zoonose bezeichnet wird. Alles, was das Auftauchen dieser Seuche dubios erscheinen lässt, müsste demnach reiner Zufall sein. Dazu zählt die frappierende Nähe der international bedeutendsten und größten Labore, die an Coronaviren forschen, zum Ausbruchsort in der chinesischen Millionenstadt Wuhan.

Die Experten aber gingen noch weiter: Jeder, der ihrem Urteil, COVID-19 gehe auf eine natürliche Zoonose zurück, nicht folge, sei ein Verschwörungstheoretiker. Das Renommee und der Einfluss dieser Fachleute sowie die politischen Rahmenbedingungen führten dazu, dass keine systematischen Ermittlungen zur Entstehung von SARS-CoV-2 durchgeführt wurden. Und auch die meisten Medien glaubten bereitwillig, dass es sich bei dem Virus um eine Naturkatastrophe handelt.

Sechs Millionen statt sechs Tote – und trotzdem kam es zu keinen ernsten Ermittlungen. Ein unglaublicher Skandal. Aber im Gegensatz zu den mysteriösen sechs Toten im Wald leider einer, der Realität geworden ist.

Alle Überlegungen, die eine nicht-natürliche Freisetzung von SARS-CoV-2 ins Spiel brachten, insbesondere solche, die eine Beteiligung eines Forschungsinstituts in Wuhan annahmen, erhielten den Stempel »Laborthese«. Dabei wurde in Kauf genommen, dass »Thesen« in der Wissenschaft kein sonderlich hohes Ansehen haben – man kennt sie beispielsweise als recht krude Behauptungen bei der Verteidigung mancher Doktorarbeiten. Auch religiöse und politische Anklänge mögen assoziiert werden, wie etwa bei den 95 Thesen von Martin Luther. Seriöse Annahmen in der Wissenschaft, die der Überprüfung würdig sind, nennt man Hypothesen oder – wenn sie in gut unterstützte Gedankengebäude eingebettet sind – Theorien. Daher bevorzuge ich für das, was hier nachfolgend diskutiert werden soll, den Begriff »Laborhypothese«. (Im Englischen wird zumeist von »lab-leak theory« gesprochen.)

Allerdings möchte ich betonen, dass es, entgegen der öffentlichen Darstellung in zahlreichen Artikeln in Zeitungen und Zeitschriften, nicht nur eine einzige Laborhypothese gibt. Vielmehr gibt es eine Vielzahl an Varianten, welche die Freisetzung eines Virus im

Labor- oder Forschungsumfelds als Möglichkeit in Betracht ziehen, bis hin zur absichtlichen Freisetzung eines Erregers, aus welchem Grund auch immer. Dabei muss es sich nicht zwingend um ein gezielt genetisch verändertes Virus handeln, wie fälschlicherweise oft angenommen wird. Die Übergänge zwischen den einzelnen Hypothesen sind vielmehr fließend: Im Labor oder außerhalb davon könnte auch ein natürliches Virus freigesetzt worden sein, das zu Infektionen unter Forschern und Außenstehenden führte.

Wie ich zeigen werde, gibt es in der Geschichte genügend Beispiele für derartige Unfälle. In der öffentlichen Wahrnehmung hat sich in Bezug auf die Herkunftsfrage von SARS-CoV-2 jedoch eine Art Dualismus herausgebildet: Natur oder Labor. Weiß oder Schwarz. Gute Herkunft, böse Herkunft. Die Debatte trägt ideologische, fast schon pseudoreligiöse Züge, in der sich zwei Lager unversöhnlich gegenüberstehen – mit fatalen politischen Konsequenzen. Denn ein derartiges Freund-oder-Feind-Denken ist der Suche nach der Wahrheit nicht förderlich.

Die meisten Coronavirus-Experten sagen uns, man möge bitte an die gute natürliche Herkunft und nicht an einen bösen Laborunfall glauben. Aber wer hat ihnen eigentlich erlaubt, die Wahrheit zu beanspruchen oder gar zu pachten? Denn bis heute haben sie keine eindeutigen Beweise dafür vorgelegt, dass SARS-CoV-2 tatsächlich durch eine natürliche Zoonose zu COVID-19 führte. Ein Laborunfall erscheint immer noch möglich, vielen angesichts der vorliegenden Indizien sogar plausibel.

Genau darum geht es in meinem Buch: Es setzt sich dafür ein, statt blind Experten zu folgen, vorurteilsfrei und faktenbasiert die Wahrheit zu suchen, und zeigt, wie man das angehen kann. Auch wenn das nicht immer einfach ist, weil schon wissenschaftliche Wahrheit ein verdammt vertracktes Konzept ist. Aber eine Chance, die Wahrheit zu finden, gibt es mit Sicherheit nur, wenn eine offene wissenschaftliche Diskussion unter Berücksichtigung aller Evidenzen stattfindet – und unter Beteiligung aller, die dazu einen Beitrag leisten können und wollen.

Langfristig können sich insbesondere Naturwissenschaftler meistens gut auf eine übereinstimmende Ansicht einigen. Aber um dorthin zu gelangen, braucht es manchmal Jahrzehnte der Irrungen und Wirrungen. Neuartige, bislang unerklärte Phänomene werden aus diesem Grund in der Wissenschaft intensiv und oftmals kontrovers diskutiert und von unterschiedlichen Standpunkten aus beleuchtet. Normalerweise werden verschiedene Hypothesen aufgestellt, die gründlich überprüft und letztendlich bestätigt oder verworfen werden. Offene Diskussionen und ein tolerantes Klima der Meinungsfreiheit sind hier entscheidend.

Die Unterdrückung derselben durch Experten, die sich voreilig im Konsens auf eine kanonische Lehre verständigt haben, ist Gift für einen effizienten Wahrheitsfindungsprozess. Natürlich müssen nicht alle Hypothesen als gleichwertig behandelt werden – es gibt tatsächlich unzählige verrückte Verschwörungserzählungen, mit denen sich zu beschäftigen für einen Wissenschaftler nur Zeitverschwendung wäre. Ich werde also versuchen zu zeigen, was der Unterschied zwischen einer Verschwörungstheorie und einer brauchbaren wissenschaftlichen Hypothese ist, auch wenn es dafür keine glasklaren und universellen Kriterien gibt.

Damit die wissenschaftliche Debatte funktioniert, müssen sich die Beteiligten an bestimmte, seit Jahrzehnten bewährte Spielregeln halten. Dazu zählt, alternative Hypothesen als zulässig anzuerkennen, solange diese nicht durch Fakten widerlegt sind. Und dazu gehört ebenfalls, dass etwas erst dann als gesichert angenommen werden kann, wenn es eine zweifelsfreie empirische Grundlage gibt, die nicht auch anderweitig interpretiert werden kann.

Doch diese wichtigen Spielregeln wurden gleich zu Beginn der COVID-19-Pandemie gebrochen. Und die Regelbrecher haben sich auch nicht gescheut, noch einen Schritt weiterzugehen und einige derjenigen, die sich an die Regeln hielten, zu verunglimpfen. Damit haben sich entscheidende Protagonisten, darunter leider auch einige führende und weithin bekannte Coronavirusforscher, ins wissenschaftliche Abseits gestellt.

Sie fragen sich vielleicht, wie ich in die Debatte über die Laborhypothese überhaupt hineingeraten bin? Vereinfacht gesagt: aus Verärgerung. Als Biologe und manischer Konsument von Nachrichtensendungen habe ich in den ersten Wochen nach Ausbruch der Pandemie mit Verwunderung zur Kenntnis genommen, was man schon so verdammt schnell alles darüber wusste. Nicht nur, um welchen Erreger es sich handele, sondern vor allem, dass COVID-19 eine natürliche Zoonose und der Erreger angeblich von einem Tier auf einem bestimmten Markt in der chinesischen Stadt Wuhan auf den Menschen übergesprungen sei.

Doch durch den ersten Lockdown in Deutschland zu langen Spaziergängen genötigt, steigerte sich eine meiner lebenslangen Lieblingsfragen allmählich zu einem unüberhörbaren Geschrei: Woher wissen die das eigentlich? Also habe ich begonnen zu recherchieren, um Meinungen und Behauptungen von halbwegs gesichertem Wissen unterscheiden zu können. Und ich war entsetzt: Bezüglich der kritischen Fragen nach der Herkunft des Virus gab es nur mehr oder weniger plausible Einschätzungen, die als gesichertes Wissen ausgegeben wurden. Und das auch noch von Leuten, die eigentlich wissen sollten, wie wenig sie wissen.

Meine Neugier führte dazu, dass ich mit der Zeit auf immer mehr Unstimmigkeiten und sonderbare Zufälle stieß, die mir keine Ruhe ließen. Ich fragte mich, was der Grund dafür sein könnte, dass renommierte Wissenschaftler sich nicht an die wissenschaftlichen Spielregeln halten – und stellte schwere potentielle Interessenskonflikte fest. Ich wurde damit aber nicht zu einem Verfechter der Laborhypothese, sondern habe mich von Beginn an für eine offene und unvoreingenommene Erforschung aller Hypothesen starkgemacht, die nicht widerlegt sind. Denn die Wahrheit muss am Ende ans Licht kommen, worin immer sie auch bestehen mag.

Es ist wohl die mir zu eigene Grundskepsis, die mir das Ganze eingebrockt hat. Woher stammt sie? Geboren wurde ich 1962 in Mönchengladbach, eine Stadt im Niederrheinischen Tiefland, die im 19. Jahrhundert durch ihre Textilindustrie groß geworden war, aber zum Zeitpunkt meiner Kindheit die besten Tage hinter sich hatte. Als ich auf die Welt kam, waren meine Eltern – gemessen an heutigen Verhältnisse – sehr jung. Beide hatten, als sie selbst noch kleine Kinder waren, die Schrecken des Zweiten Weltkriegs miterleben müssen. Meine Mutter war dadurch offensichtlich traumatisiert. Sie besaß zwar sehr viel Empathie und einen unübertrefflichen sarkastischen Humor, war aber ein sehr unsicherer Mensch und misstraute jeder Idylle. Hinter jedem schönen Schein vermutete sie eine Tragödie oder Katastrophe und hortete Lebensmittel für die Zeit, bis es »wieder losgeht«, wie sie sagte. Diese Grundskepsis meiner Mutter hat mich stark geprägt, glaube ich.

Anders als meine Mutter war mein Vater kein ausgeprägter Gefühlsmensch. Er hatte Maschinenbau studiert, musste aber schon im Alter von gut 30 Jahren wegen einer schweren Erkrankung in Rente gehen. Daher war er viel zu Hause, unglaublich belesen – er hatte ja auch viel Zeit und ein riesiges Bücherregal. Ich habe viel von ihm gelernt. Bereits in der Grundschule konnte ich erklären, warum ein Wankel- eine viel intelligentere Erfindung als ein Dieselmotor ist und sich trotzdem nicht durchgesetzt hat – das hat damals aber niemanden interessiert. Meinem Vater verdanke ich die Einsicht, dass es unmöglich ist, etwas technisch absolut sicher zu machen. Ich erinnere mich lebhaft, wie er, immerhin Ingenieur, Ende April 1986 vor dem Fernseher saß und kopfschüttelnd auf die Bilder der rauchenden Trümmer von Tschernobyl blickte. Mein Vater war ein sehr extrovertierter, kommunikativer Mensch, stand gerne im Mittelpunkt und hatte viele Freunde und Bekannte in Künstlerkreisen. Mit diesen wurde bei uns zuhause nicht nur viel gegessen, geraucht und getrunken, sondern auch über Gott, Kunst und die Welt diskutiert. Autoritäten in Frage zu stellen, war in den 1970er-Jahren nicht nur bei uns daheim, sondern auch in der Schule normal, wurde von progressiveren Lehrern sogar gefördert. Bis heute habe ich mir diese Einstellung, alles zu hinterfragen, leider nicht abgewöhnen können.

Ich habe viele Interessen, etwa die Moderne Kunst. Allerdings war mir das Sujet immer auch ein wenig suspekt – denn es gibt kein klares Kriterium, was gute von schlechter Kunst oder Kunst von Nicht-Kunst unterscheidet. Beruflich wollte ich lieber etwas machen, bei dem es eindeutigere Qualitätskriterien gibt. Technik hatte mich zunächst fasziniert, ich war sieben Jahre alt, als erstmals Menschen auf dem Mond landeten. Und wie alle anderen zu der Zeit wurde ich vom Apollo-Fieber angesteckt. Aber im Gegensatz zu meinem Vater haben mich Maschinen irgendwann nicht mehr sonderlich interessiert. Er hatte die Zeitschrift *Kosmos* abonniert. Die Ausgaben und deren Begleitbücher habe ich regelrecht verschlungen, was mein Interesse an Naturwissenschaften weckte. Besonders faszinierten mich alle Fragen, die sich um das Phänomen Leben ranken: Was ist Leben? Wie ist das Leben entstanden? Wieso gibt es so viele verschiedene Lebewesen? Warum müssen wir sterben?

Dieses Interesse kam sicherlich nicht aus dem Nichts. Schon mein Großvater väterlicherseits war begeisterter Gärtner, Imker und züchtete Hühner. Mein Vater konnte sich leider nur einen Schrebergarten leisten, überließ diesen aber mit der Zeit in einigen Bereichen dem Wildwuchs – »wegen der Schmetterlinge«, wie er immer sagte. Insofern war er ein Pionier des Biodiversitätsgedankens. Mit Verweis auf die Satzung des Schrebergärtnervereins hatte man ihm den Garten irgendwann weggenommen. Halbwegs wilde Natur war in den Siebzigern in Deutschland auf wenige Naturschutzgebiete zusammengeschrumpft, es war die Zeit des grenzenlosen automobilen Optimismus. Daher musste ich mich mit dem Fahrrad auf den Weg zu den wenigen relativ naturbelassenen Fleckchen Erde in der Umgebung von Mönchengladbach machen, um etwas zu erleben, das meiner Vorstellung einer heilen Welt nahekam. Dass aber selbst intakte Natur keine Idylle ist, wie manche Filme oder Bücher suggerieren, lernt man schnell, wenn man sich mit ökologischen und evolutionsbiologischen Mechanismen und Prinzipien beschäftigt. Lebewesen setzen sich im Kampf ums Dasein durch, weil sie eine gewisse Fitness haben – und nicht, weil sie unseren Vorstellungen von Harmonie genügen. So hatte ich bald mein Lebensthema gefunden: Ich wollte die lebendige Natur verstehen, so, wie sie ist, und nicht so, wie sie in naiven Kinderbüchern und Filmen dargestellt wird.

Heute lebe ich in Jena, einer beschaulichen Universitätsstadt in Thüringen, die so gerade die Schwelle zur Großstadt geschafft hat. Unschlagbar und für mich von großer Attraktivität ist die Natur rund um Jena herum – heute gedeihen und kreuchen an den Berghängen direkt hinter meinem Haus Pflanzen und Tiere, darunter viele seltene Orchideen und Schmetterlinge, von denen ich im Rheinland nach der Lektüre des *Kosmos* nur träumen konnte. Die reizvolle Umgebung war ein wichtiger Grund für mich, nach Jena zu gehen – eigentlich eine sehr unprofessionelle Entscheidungsgrundlage. Seit 2002 bin ich an der Friedrich-Schiller-Universität als Professor für Genetik tätig und beschäftige mich unter anderem mit der Evolution von Pflanzen. Mit Viren habe ich in meinem beruflichen Alltag nur wenig zu tun.

Auch deshalb stelle ich nach dem plötzlichen Auftauchen des Coronavirus SARS-CoV-2 um den Jahreswechsel zu 2020 zunächst nicht infrage, dass der Erreger (angeblich) auf natürliche Weise auf den Menschen übergesprungen ist. Doch die mir innewohnende Kombination aus wissenschaftlicher Neugier und Grundskepsis machte mir einen Strich durch die Rechnung – und mich zum Kritiker einer einseitigen Darstellung der Pandemie als vermeintliche Naturkatastrophe.

Um dies für die Öffentlichkeit nachvollziehbar zu machen, habe ich mich entschlossen, von meinem persönlichen Weg durch die Pandemie zu berichten. Wie und warum mir erste Zweifel kamen und mir klar wurde, dass renommierte Virologen offenbar gezielt versuchen, die Öffentlichkeit darüber zu täuschen, was wirklich über die Entstehung der Seuche bekannt ist. Denn sie waren es, die anfangs alle Überlegungen zu einem möglichen Laborunfall in Abrede stellten. Dabei scheinen, wie sich später herausstellte, auch falscher Ehrgeiz, Eitelkeit und eigene Interessen eine große Rolle gespielt zu haben.

Ich werde in diesem Buch zeigen, welche eklatanten Schwächen den Argumenten der Verfechter eines natürlichen Phänomens innewohnen, aber Macht und Einfluss dieser Gruppe eine wissenschaftliche Debatte dennoch im Keim ersticken konnten. Schlimmer noch, es gelang ihnen auch, weite Teile der Medien und der Politik von ihrem vorschnellen Urteil zu überzeugen und damit den Eindruck zu erwecken, alles jenseits ihrer Behauptung sei unwissenschaftlich. Und ich erzähle davon, wie ich mich schließlich dazu entschloss, selbst öffentlich für eine ehrliche und unvoreingenommene Debatte einzutreten. Doch es war zeitweise ein Kampf gegen Windmühlen und zu keinem Zeitpunkt war der Erfolg sicher.

Um meinen Überlegungen folgen zu können, bedarf es einer sachlichen Grundlage. Ich werde also wissenschaftliche Erkenntnisse aus meinem Fachgebiet so erläutern, dass sie hoffentlich jeder versteht, aber auch erklären, welche Hypothesen zum Ursprung von SARS-CoV-2 existieren und was nach heutigem Kenntnisstand für oder gegen sie spricht. Und es wird um die Frage gehen, wie letztendlich die Wahrheit ans Licht kommen könnte.

Manch einer – darunter auch anerkannte Forscher – fragt: Wen interessiert es überhaupt, wo SARS-CoV-2 herstammt? Was haben wir am Ende davon zu wissen, ob es ein natürliches Phänomen oder ein Laborunfall war? Eine Frage, über die ich mich nur wundern kann. Wir Menschen erforschen so esoterische Dinge wie die Gene, die die Entwicklung der Blüte in Orchideen steuern (meine Arbeitsgruppe beispielsweise), oder ob es schwarze Löcher im Zentrum weit entfernter Galaxien gibt. Die Entstehung eines tödlichen Virus hier auf Erden soll uns aber egal sein? Zumal die Aussicht besteht, dass wir der nächsten Pandemie weniger schutzlos ausgeliefert sind oder sie verhindern können, wenn die der Jahre 2019 bis 2022 verstanden ist.

Doch die Wissenschaft kann nur die richtigen Antworten liefern, wenn sie frei und unbefangen ist. Ein hohes Gut, das verteidigt werden muss. Denn in Zukunft werden von ihr auch Antworten auf viele andere drängende Fragen wichtig sein – angesichts von

Herausforderungen wie Unterernährung, Wassermangel, Ressourcenverschwendung, Artensterben und Klimawandel. Die in letzter Zeit häufig bemühte Parole »Hört auf die Wissenschaft« wäre, wenn es beispielsweise um die Erderwärmung geht, eine verdammt unglaubwürdige Forderung, sofern die Wissenschaft ihren Ruf durch Einseitigkeit und Voreingenommenheit in der COVID-19-Pandemie gründlich ruiniert hätte.

Allein deshalb ist dieses Buch auch mein vielleicht nicht unbescheidener Versuch, als Wissenschaftler der Wissenschaft zu helfen, ihren guten Ruf zu bewahren. Das kann nur gelingen, wenn sich ihre Protagonisten darauf besinnen, dass es auf dem Weg zur Wahrheit zu einer rigorosen Anwendung wissenschaftlicher Methoden und kritischer Selbstreflexion keine Alternative gibt. Und dass gefällige und interessengesteuerte Konsenslösungen kein Ersatz für Wissenschaft sind. Diese Erkenntnisse sind nicht zuletzt das Ergebnis meines mehr als zwei Jahre andauernden Kampfes dafür, dringend herauszufinden, wo SARS-CoV-2 herkommt. Und glauben Sie mir: Ein Kampf war es. Dabei begann eigentlich alles ganz friedlich.

2 Verstörende Bilder — die Unruhe vor dem Sturm

Silvester 2019 mache ich Bratäpfel. Ein süßer Duft nach gerösteten Mandeln und heißem Marzipan zieht durch das Haus. Über Weihnachten war ich nicht dazu gekommen, diese Leckerei, die Kindheitserinnerungen wachruft, zu fabrizieren. Doch meine Familie hatte protestiert und auf die Köstlichkeit bestanden. Und so gibt es nun am Silvesterabend Bratäpfel mit Vanilleeis. Nach Verzehr der leckeren Speise sitzen wir mit den Kindern vorm Fernseher und sehen uns ein paar der von Jahr zu Jahr peinlicher werdenden Fernsehshows an. Es ist eine behagliche, eine ruhige Zeit. Nichts deutet darauf hin, dass sich mein bis dahin recht unauffälliges Leben als Professor an einer mittelgroßen deutschen Provinzuniversität bald einschneidend verändern wird. Und nicht nur mein Leben, sondern das aller Menschen auf diesem Planeten.

An Neujahr lese ich eine Meldung aus China, in der von einer mysteriösen Lungenkrankheit in der Millionenstadt Wuhan die Rede ist. Ich bin zunächst wenig beunruhigt. Es soll sich nur um rund zwei Dutzend Fälle handeln. Einige Tage später wird bekannt, dass ein neuartiges Coronavirus hinter den Erkrankungen steckt. Bei »Corona« und »Virus« klingelt es nicht bei mir. Corona, das lateinische Wort für Krone und Kranz, war für mich bislang nur ein ausschließlich mit Limetten erträgliches mexikanisches Bier, das ein im Rheinland sozialisierter Altbiertrinker niemals über die Lippen bekäme. Aber was sollen »Kronenviren« sein?

Und dann kannte ich noch diese heiße, dünne Hülle der Sonne, die auch Corona genannt wird, die man nur bei totaler Sonnenfinsternis schön zu sehen bekommt. Schon wenige Wochen später kann ich über so viel Ignoranz nur noch lachen – alle Welt kennt jetzt Coronaviren.

Laut chinesischen Behörden gibt es zunächst keinen Hinweis, dass das neue Coronavirus von Mensch zu Mensch übertragen werden kann. Also erstmal kein großer Grund zur Sorge. Und so geht das Leben in Jena zunächst weiter seinen gewohnten Gang. In meinem Kalender sind für die ersten Wochen des Januars 2020 die üblichen beruflichen Routinen gegen Ende des Wintersemesters vermerkt. Vorlesungen und Seminare mit zunehmend nervöser werdenden Studenten, da die Prüfungen näherrücken. Dazu kommen Ausschusssitzungen und Arbeiten an Manuskripten für wissenschaftliche Veröffentlichungen. An den freien Sonntagen geht es mit unseren Kindern ins Schwimmbad. Auch zwei Besuche in unserem Lieblingscafé mit der Spielecke und dem großen Spielplatz ganz in der Nähe stehen auf dem Programm. Die Gespräche mit meiner Lebensgefährtin drehen sich meistens um Nebensächlichkeiten, wie dieses köstliche Gericht, das ich im Café gegessen hatte: Kräuterwaffeln mit Salat. Wir reden über Geburtstagsgeschenke für eine unserer Töchter oder um die bald zu organisierenden Prüfungen des Wintersemesters. Nur um eines geht es ganz sicher nicht: Viren.

Drei Wochen später, mitten in diesen Alltäglichkeiten, flimmern Bilder über den Fernseher, die ich so noch nie zuvor gesehen hatte. Sie stammen aus Wuhan und sind offenbar von einer Drohne aufgenommen worden. Zu sehen ist eine weite, erdige Fläche, auf der Dutzende bunter Bagger dicht an dicht stehen, sich ruckelnd drehen, ihre Arme heben und ins Erdreich senken. Eine seltsame Choreographie. Was geschieht dort nur? Ein Krankenhaus wird gebaut, erfahre ich. In nur wenigen Tagen sollen 1 000 Betten für Patienten mit der Lungenkrankheit entstehen, die das Coronavirus auslöst. Es klingt unvorstellbar. Vor allem, was das Tempo des Baus angeht. In Deutschland ist zu diesem Zeitpunkt der Hauptstadtflughafen BER noch immer nicht eröffnet, an dem seit mehr als zehn Jahren gewerkelt wird. In Wuhan setzen die Behörden offenkundig alles daran, um schnell eine große Zahl Patienten behandeln zu können. Ich spüre zum ersten Mal so etwas wie Beunruhigung. Was geht da vor sich?

Das Krankenhaus erhält den Namen Huoshenshan, was so viel heißt wie Feuergott-Berg. Entsprechend der chinesischen Fünf-Elemente-Lehre wird die Lunge vom Element Metall beherrscht, welches vom Element Feuer unterdrückt wird – so wird es in den Medien erklärt. Am Ende setzen Tausende Arbeiter die Notfall-Klinik in nur zehn Tagen aus Fertigbauteilen zusammen. Ein weiteres Krankenhaus mit 1 600 Betten wird wenig später eröffnet. China hat Erfahrung mit dem schnellen Errichten von solchen Gebäuden, wie es in den Nachrichten heißt. Schon 2003 war in Peking in Windeseile ein Krankenhaus aus dem Boden gestampft worden. Auch damals wegen einer zuvor unbekannten, aber oft tödlichen Lungenkrankheit: SARS.

SARS steht für Severe Acute Respiratory Syndrome, also schweres akutes Atemwegssyndrom. Die Krankheit wird ebenfalls von einem Coronavirus namens SARS-CoV ausgelöst, das ich zur besseren Unterscheidung in diesem Buch SARS-CoV-1 nennen werde. Etwa jeder zehnte Patient stirbt an einer Infektion. Nach den ersten Berichten aus Wuhan tauchen in meinem Kopf verschwommene Bilder von der SARS-CoV-1-Pandemie auf, Aufnahmen aus Flughäfen, auf denen bei Passagieren Fieber gemessen wurde.

Zwar hatte sich SARS im Frühjahr 2003 von Südchina aus um den Globus herum bis nach Deutschland ausgebreitet und weltweit ungefähr 800 Todesopfer gefordert. Aber die Zahl der Infizierten blieb mit etwas mehr als 8 000 überschaubar. In Deutschland gab es nur neun Fälle, keiner starb daran. Das Verblüffende war, dass die SARS-CoV-1-Pandemie nach nur wenigen Monaten wie von alleine abebbte. Vermutlich deshalb, weil dieses Virus erst die Lunge befiel. Dadurch merkten Erkrankte schnell, dass sie einen Infekt hatten, konnten zum Arzt gehen und sich isolieren lassen. Auch waren sie erst Tage nach den ersten Symptomen ansteckend. Zwar tauchte SARS-CoV-1 bis ins Jahr 2004 vereinzelt noch mal auf. Doch danach verschwand der Erreger spurlos.

Aufgrund dieser Erfahrung halte ich Anfang 2020 auch das neue, laut den Medienberichten SARS-artige Virus in Wuhan für ein Problem, das so groß nicht sein dürfte. Und vermutlich eins, das sich bald von selbst erledigt. Da es mit SARS-CoV-1 verwandt ist, erhält es schließlich den Namen SARS-CoV-2.[1] Beide gehören zur selben Untergruppe der Coronaviren, den sogenannten Sarbecoviren, sind aber nicht besonders nahe miteinander verwandt. Ihr Erbgut unterscheidet sich um etwas mehr als 20 Prozent – und damit ist SARS-CoV-1 sicher kein direkter Vorfahre von SARS-CoV-2.

Anfangs spricht man bei SARS-CoV-2 auch noch vom »neuartigen Coronavirus« oder »2019-nCoV«. Auch der Name »Wuhan coronavirus« kursiert, man nimmt aber schnell Abstand davon, aus Furcht, eine ganze Stadt und ihre Bevölkerung zu stigmatisieren. Beim Marburg-Virus hatte man im Jahr 1967 noch weniger Skrupel. Es hat die liebenswürdige Universitätsstadt in Hessen weltweit bekannt gemacht, aber ich habe nicht den Eindruck, dass es ihrem Image sonderlich geschadet hat. Der Anfang 2020 noch amtierende US-Präsident Donald Trump spricht ebenfalls weiter vom »China Virus« oder »Kung Flu« (»flu« bedeutet auf Englisch »Grippe«).

Eine weitere Bezeichnung für das neue Virus, die sich nicht durchsetzt, ist »Wuhan Seafood Market Pneumonia Virus«, also »Wuhan-Meeresfrüchte-Markt-Lungenentzündungs-Virus«. Denn einige der ersten Erkrankten in Wuhan stehen in Zusammenhang mit dem Huanan-Meeresfrüchte-Markt (»Wuhan Huanan Seafood Wholesale Market«). In Asien werden derartige Einrichtungen als Nassmärkte (»Wet Market«) bezeichnet, weil dort die Böden nass vom schmelzenden Eis sind, mit dem Händler Fische und Krustentiere kühlen. Nicht nur Meeresfrüchte, alle möglichen Lebensmittel werden dort angeboten, von Obst und Gemüse bis hin zu Wildtieren aus den Wäldern Asiens, lebendig oder frisch geschlachtet. Der Huanan-Markt in Wuhan soll einer der größten seiner Art in Zentralchina sein.

Dass dort vermutlich ein mit SARS-CoV-2 infiziertes, illegal angebotenes Tier einen oder mehrere Menschen angesteckt hat, wird zu

Beginn der Pandemie von Dr. George Fu Gao, dem Direktor der chinesischen Seuchenschutzbehörde Center for Disease Control and Prevention (CDC), verbreitet. Gao ist praktisch der Lothar Wieler Chinas. Seine Behauptung wird in den von mir genutzten Medien wie etwa MDR Info permanent wiederholt. Und wenn ich auch nie auf so einem Nassmarkt gewesen bin, war mir doch bei meinen zwei Besuchen in China aufgefallen, dass dort an vielen Stellen bemitleidenswerte Kreaturen angeboten werden. Von vielen war nicht immer klar, ob es sich um Kuscheltiere oder Delikatessen handelte. Ich hatte jedenfalls keine Probleme, mir diese als Quelle von Infektionskrankheiten vorzustellen. So klingt es für mich anfangs nicht nur wie eine erwiesene Tatsache, sondern auch absolut einleuchtend, dass ein Wildtier auf dem Huanan-Markt die Erkrankungen bei Menschen ausgelöst haben soll. Schließlich hatte man auch bei der SARS-Pandemie im Jahr 2003 schnell Wildtiere auf Märkten ausfindig gemacht, welche die Viren in sich trugen.

Die ersten SARS-Fälle bei Menschen waren bereits Ende 2002 in der südchinesischen Provinz Guangdong aufgetaucht, aber erst Anfang 2003 war man der Sache nachgegangen. Bei der Suche nach dem möglichen Ursprung wurden Forscher auf einem Markt in der Stadt Shenzhen nahe Hongkong fündig, wo Wildtiere in engen Käfigen vor sich hin vegetierten.[2] Darunter Larvenroller (*Paguma larvata*) genannte Schleichkatzen, die in Südchina als Delikatesse gelten. In gleich mehreren dieser Tiere wiesen die Wissenschaftler das Virus SARS-CoV-1 nach, ebenso in einem Marderhund (*Nyctereutes*), einer Fuchsart, die äußerlich Waschbären ähnelt. Im Blut von Menschen, die auf dem Markt arbeiteten, wurden zudem verdächtige Antikörper gefunden. Vor allem bei jenen, die mit Wildtieren handelten oder sie schlachteten. Allerdings unterschied sich das menschliche SARS-CoV-1 leicht von dem in den Tieren entdeckten. Eine genaue Analyse der Unterschiede im Erbgut der Viren ergab, dass sich die Tiere nicht bei Menschen angesteckt haben können.[3] Vermutet wurde aber auch, dass die Wildtiere auf dem Markt in Shenzhen, das rund 1 000 Kilometer südlich von Wuhan liegt, nicht der natürliche Ursprung des Virus waren. 2005 wurden SARS-ähnliche Viren in Fledermäusen entdeckt.[4] Eine Spur zum direkten Vorfahren von SARS-CoV-1 führte später in eine Höhle in der chinesischen Provinz Yunnan. Allerdings fand der Forscher Ben Hu und sein Team dort nur die Bausteine für SARS-CoV-1 im Erbgut verschiedener Fledermausviren.[5] Wie genau SARS-CoV-1 daraus entstand, bleibt auch fast 20 Jahre nach seinem Auftauchen unklar.[6]

Die entsprechende Publikation von Hu führt schon einige der Protagonisten im Drama um den Ursprung des Erregers von CO-VID-19 ein: Shi Zhengli als führende Coronavirusexpertin in China, Peter Daszak, der mit Millionen seiner Organisation EcoHealth Alliance die Studien mitfinanziert, und Christian Drosten, der Doyen der Coronavirusforschung in Deutschland, der als Editor der Studie fungiert. Sie und andere werden sich als regelrechte Seilschaft und Schicksalsgemeinschaft erweisen, die solidarisch alle kritischen Fragen nach dem Ursprung von SARS-CoV-2 abbügeln wird.

Von alledem habe ich in den ersten Monaten des Jahres 2020 keine Ahnung. Ich weiß aber, dass es keineswegs ungewöhnlich ist, wenn Viren, Bakterien oder sogar Pilze aus Tieren auf den Menschen überspringen und diesen krank machen. Man spricht dann von Zoonosen. Insgesamt schätzen Forscher, dass es sich bei 60 bis 80 Prozent der neu auftauchenden Seuchen (emerging infections) um Zoonosen handelt.[7] Krankheiten aus der Tierwelt sind seit jeher eine Gefahr für Menschen. Spätestens mit der landwirtschaftlichen Revolution und der Domestizierung von Tieren vor etwa 10 000 Jahren springen massenhaft Erreger von Nutztieren auf uns über. Der Auslöser von Milzbrand oder Anthrax etwa, ein Bakterium namens *Bacillus anthracis*, lauert im Boden und befällt pflanzenfressende Tiere wie Kühe und Schafe. Beim Kontakt mit diesen Nutztieren können die Keime auch Menschen infizieren. Auch das Masernvirus ist vermutlich im späten Mittelalter von Rindern auf den Menschen übergesprungen.

Aber auch aus Wildtieren gelingt Bakterien und Viren immer wieder der Karrieresprung auf den Menschen. Die Folgen können dramatisch sein und im schlimmsten Fall Pandemien auslösen. Berühmtestes Beispiel ist die Pest, im Mittelalter »Schwarzer Tod« genannt. Bei ihr sind es Ratten, von denen aus das äußerst tödliche Bakterium *Yersinia pestis* den Menschen befällt. Allerdings nur mithilfe von Flöhen, die zuerst Ratten und dann Menschen stechen. Entwickelt sich aus dieser Beulenpest die noch tödlichere Lungenpest, kann sich der Erreger durch kleine Tröpfchen in der Luft auch von Mensch zu Mensch übertragen. Der »Schwarze Tod« hat im Mittelalter – die genaue Zahl ist nicht bekannt – bis zu 50 Millionen Menschen in Europa das Leben gekostet. Auch Influenzaviren, die wahrscheinlich aus Vögeln stammen, haben allein im 20. Jahrhundert Millionen Menschen dahingerafft. Bekanntestes Beispiel ist die »Spanische Grippe« am Ende des Ersten Weltkriegs. Noch heute sterben jedes Jahr Millionen Menschen an Zoonosen, mehr als zwei Milliarden erkranken daran.

Einige dieser einst tierischen Plagegeister hat der Mensch gut in den Griff bekommen. Die Pest spielt heute praktisch keine Rolle mehr. Sogar das AIDS-Virus HIV, das ebenfalls als Zoonose begann und wahrscheinlich aus Schimpansen stammt, haben wir dank neuer Medikamente halbwegs unter Kontrolle bekommen. Dennoch tauchen immer wieder neue Erreger aus dem Tierreich auf: Vogel- und Schweinegrippe, Zika oder das Nipah-Virus. Und natürlich SARS-CoV-1. Warum also nicht auch das neue Coronavirus aus Wuhan? Nichts scheint zu Beginn naheliegender, auch wenn ich im Januar 2020 kaum Details über Zoonosen im Kopf parat habe.

Besonders Fledertiere wie Flughunde und Fledermäuse gelten als Reservoir für viele zum Teil äußerst gefährliche Viren. Neben SARS stammt wahrscheinlich auch MERS aus Fledermäusen, eine noch gefährlichere Erkrankung, an der jeder Dritte bis Vierte stirbt. Sie wird ebenfalls von einem Coronavirus ausgelöst, das den Namen MERS-CoV trägt. Man nimmt an, dass das Virus von Fledermäusen auf Kamele als Zwischenwirt übersprang und von dort auf den Menschen. Auch Ebola, Hendra und Nipah stammen vermutlich allesamt aus Fledertieren. Diese leben dicht gedrängt und oft in großer Anzahl zusammen. Es gibt eine berühmte Höhle in Texas, in der zeitweise bis zu 20 Millionen Fledermäuse hausen – die weltweit höchste bekannte Konzentration an Säugetieren. Trotz intensiver Bemühungen bei der Massenhaltung von Schweinen und enger Wohnverhältnisse in Slums oder Städten wie Tokio dürfte es dem Menschen noch nicht ansatzweise gelungen sein, solche extremen Dichten zu erreichen. Forscher gehen davon aus, dass dieser Umstand es Viren ungeheuer erleichtert, sich in Fledermauskolonien ständig weiterzuentwickeln und neue Formen auszuprobieren. Auch leben oft verschiedene Fledermausarten eng zusammen, sodass Viren den Sprung von Art zu Art dort sozusagen erproben können. Wissenschaftlerinnen und Wissenschaftler fanden auch Hinweise darauf, dass Fledermäuse aufgrund eines besonderen Immunsystems von manchen Viren weder richtig krank werden, noch sie ganz loswerden – was sie zu wahren Viren-Sammelsurien und damit Spielplätzen der Virus-Evolution machen könnte.

Nicht verwunderlich ist für mich also, dass Fledermäuse auch bei SARS-CoV-2 schnell als verdächtige Quelle gelten. Auch deshalb, weil sie es wahrscheinlich beim verwandten SARS-CoV-1 sind.[8] Medien greifen dies im Januar 2020 auf und schmücken ihre Artikel über den Ausbruch in Wuhan mit Fotos von gerösteten Fledermäusen am Spieß. Allerdings stammen die Bilder von Märkten aus Indonesien, was jedoch niemand zu stören scheint – Hauptsache, der Horror stimmt. Den Ursprung dieses neuen Coronavirus hatte man mit diesem nassen Gruselmarkt in Wuhan ja vermutlich schon gefunden. Das zu bestätigen, scheint nur eine Frage der Zeit.

Doch wie findet man heraus, an welchem Ort ein Virus erstmals von einem Tier auf den Menschen übergesprungen ist? In vorwissenschaftlicher Zeit war das unmöglich, niemand wusste damals, woher genau die Pest stammt. Doch die moderne Genetik hat Möglichkeiten gefunden, dem Ursprung von Zoonosen auf die Spur zu kommen. Ein Beispiel dafür hatte ich in den vergangenen Jahren verwendet, um für Studenten das etwas trockene Fachgebiet der Molekularen Evolution in meiner regelmäßigen Vorlesung im Wintersemester interessanter zu machen. Ich hatte mich dabei für das Ebola-Virus entschieden, weil es mir besonders geeignet erscheint, die volle Aufmerksamkeit von Studenten zu erhalten. Der Erreger ist extrem tödlich, im Schnitt sterben mehr als die Hälfte der Infizierten – so etwas weckt eher Interesse als SARS, das, denkt man an 2003, vergleichsweise harmlos war und nie zu einem globalen Problem wurde.

Beim großen Ebola-Ausbruch 2014 in Westafrika hatten Forscher zahlreichen Patienten in der Region zunächst Blutproben entnommen und das Erbgut der Ebola-Viren entschlüsselt. Dabei fanden sie Viren auf ganz unterschiedlichen Evolutionsstufen. Diese lassen sich mit den Methoden der Molekularen Evolution zu einem Stammbaum zusammensetzen, ähnlich wie in der Ahnenforschung beim Menschen. Doch während die menschlichen Familienstammbäume über Jahrhunderte wachsen, läuft das Ganze bei Viren rasend schnell ab. Es ist Evolution, die man in Echtzeit beobachten kann. Und gerade dadurch kommt man der Zoonose auf die Schliche.

Vom Stammbaum der Ebola-Viren in Westafrika gehen viele Äste ab, die für genetisch unterscheidbare Viren in einzelnen Erkrankten stehen. Manche Erreger zweigen weit unten ab, sie müssen daher relativ kurze Zeit nach dem Sprung vom Tier auf den Menschen entstanden sein. Nun muss man nur auf die Landkarte blicken, wo die mit diesen frühen Viren infizierten Menschen wohnen. Wahrscheinlich findet man dort auch die Tiere, von denen das Virus übergesprungen ist. Nachdem man im Dorf Meliandou in Guinea die ersten Patienten des Ausbruchs ausgemacht hatte, suchten Forscher in der Umgebung und wurden schließlich fündig. In einem Baumstamm wurden Spuren der Fledermausart *Mops condylurus* entdeckt, in der bereits früher Antikörper gegen Ebola gefunden wurden. Fall gelöst? Nicht ganz. Ebola-Viren konnten vor Ort nicht dingfest gemacht werden. Bis heute bleiben daher Fragen offen.

Der Ursprung des neuartigen Coronavirus SARS-CoV-2 ist Anfang 2020 jedoch nichts, was die breite Öffentlichkeit in Deutschland umtreibt. Auch die übrigen Vorgänge in Wuhan lassen viele Menschen mehr oder weniger unberührt. Nicht nur ich, offenbar auch die führenden Seuchenbekämpfer Deutschlands sehen in den ersten Wochen des Ausbruchs keinen Grund zur Sorge. Mitte Januar 2020 noch schätzt das Robert-Koch-Institut das Risiko für die Gesundheit der Bevölkerung als »sehr gering« ein. Einen Tag bevor die Bilder von den Baggern in Wuhan um die Welt gehen, betont der damalige Bundesgesundheitsminister Jens Spahn im Fernsehen, dass es keinen »Anlass zu Unruhe oder unnötigem Alarmismus« gebe. Als am 27. Januar der erste Infizierte in Deutschland auftaucht, versichert er, für »übertriebene Sorge« gebe es keinen Grund. Von chinesischen Behörden wird die Gefahr einer Übertragung von Menschen zu Mensch mittlerweile zwar eingeräumt, aber als gering eingeschätzt. Dumm nur, dass ich diese beschwichtigenden Aussagen nicht so recht in Einklang bringen kann mit den panisch wirkenden Baggerbildern aus Wuhan. Bis Ende Januar geht die Zahl der Todesfälle in China bereits in die Hunderte, fast 10 000 Infizierte werden mittlerweile gemeldet.

Anfang Februar ist es ein anderes Ereignis, das in Deutschland für Aufsehen sorgt. Ich erinnere mich noch genau an diesen 5. Februar. Als ich ins Institut komme, werde ich von meinen Kollegen mit erstaunten und ungläubigen Gesichtern schon im Treppenhaus empfangen. »Du glaubst gar nicht, was passiert ist.« Dann platzen sie damit heraus: Thomas Kemmerich, ein FDP-Mann, wurde zum Ministerpräsidenten in meiner Wahlheimat Thüringen gewählt. Wie sich herausstellt, mithilfe der AfD. Das ganze Land diskutiert darüber. China und dieses merkwürdige Virus scheinen weit weg – zum letzten Mal für lange Zeit.

Doch die verstörenden Bilder von den Baufahrzeugen in Wuhan lassen mich nicht los. In mir wächst etwas, was ich als eine Art allgemeine Verunsicherung bezeichnen würde. Sie ist noch nicht besonders reflektiert. Aber nach meinem Eindruck ist man in Wuhan in Panik. Zum ersten Mal kommt mir in den Sinn, dass dort mehr bekannt ist, als berichtet wird. Ich habe nur keine Ahnung, was das sein könnte.

Ein paar Wochen dauert es, bis mich das Rätsel um das neue Coronavirus mit voller Wucht erreicht. In der gedruckten Ausgabe des führenden wissenschaftlichen Fachmagazins *Nature* beschreiben zwei chinesische Arbeitsgruppen das Erbgut des Erregers der neuen Lungenkrankheit, die mittlerweile COVID-19 genannt wird.[9] Bereits Anfang Februar erscheinen ihre Artikel online. Vor allem die Geschwindigkeit der Publikationen erregt bei mir ungläubiges Staunen. Normalerweise brauchen die Begutachtung und Überarbeitung von Artikeln in *Nature* viele Wochen, oft sogar mehr als ein Jahr. Von den beiden Beiträgen zum SARS-CoV-2-Erbgut wird einer jedoch nach 21 Tagen, der andere sogar schon nach neun Tagen von der Zeitschrift angenommen. Das ist ungewöhnlich schnell, die durchschnittliche Dauer liegt für *Nature* im Jahr 2020 bei 226 Tagen, also mehr als sieben Monate. Von den zwei letzten *Nature*-Arbeiten, an denen ich selbst als Autor beteiligt war, benötigte die eine zweieinhalb, die andere sogar 22 Monate bis zur Annahme.[10] Und so frage ich mich: Wie wollen *Nature* und seine Gutachter die Artikel zum Erbgut von SARS-CoV-2 also in so kurzer Zeit gründlich wissenschaftlich geprüft haben?

Noch größere Verwunderung erregt bei mir die Geschwindigkeit, mit der die Erbgut-Daten analysiert und die Artikel geschrieben worden sein müssen. In einem Fall entnahmen die Forscher einem 41-jährigen Mann, der am 26. Dezember 2019 ins Krankenhaus eingeliefert worden war, die für die Genomanalyse nötigen Proben aus den Atemwegen. Doch bereits am 7. Januar, also keine zwei Wochen später, wurde die fertige Studie bei *Nature* eingereicht. Innerhalb dieser Zeit mussten also der zuvor unbekannte Erreger identifiziert sowie seine komplette Genomsequenz und die Verwandtschaft zu anderen Coronaviren ermittelt worden sein. Zudem muss es den 19 beteiligten Autoren gelungen sein, die Daten zu einem so guten Artikel zusammenzuschreiben, dass man ihn zu *Nature* schicken konnte. Normalerweise benötigt man für so etwas Monate, oftmals sogar viele Jahre. Ich weiß, dass Wissenschaftler, wenn sie von Konkurrenz wissen, verdammt hart arbeiten können, nicht selten auch unter Missbrauch von Koffein, Nikotin, Äthanol oder Substanzen, die ich nur aus Büchern und Filmen kenne. Dessen ungeachtet erschien mir die Leistung geradezu märchenhaft. Vermutlich haben nur wenige oder sogar nur ein einziger Autor den Artikel geschrieben. Später werde ich erfahren, dass einige Autoren nicht mal Zugriff auf die Originaldaten hatten, bevor der Beitrag zur Publikation eingereicht wurde.

Unterdessen wächst auch in Deutschland die Unruhe. Mitte Februar kommt es in Nordrhein-Westfalen im Kreis Heinsberg, unweit meiner alten Heimat Mönchengladbach, zu einem folgenschweren Zwischenfall. Vermutlich bei einer Karnevalssitzung steckt ein infiziertes Paar andere Gäste an. Ich war zum Glück bei der Sitzung nicht dabei, aber wer den rheinischen Karneval kennt, braucht nicht viel Phantasie, um sich das Infektionsgeschehen detailliert vorstellen zu können. In den folgenden Tagen und Wochen geht dort die Zahl der Infizierten in die Hunderte. Der Kreis Heinsberg wird zum Epizentrum der COVID-19-Pandemie in Deutschland.

Mir dämmert langsam, dass dieses neue Coronavirus nicht einfach verschwinden wird wie einst SARS-CoV-1.

Auch in privaten Gesprächen fällt das Wort »Coronavirus« nun immer öfter. Dabei wird mir bewusst, dass ich bis dahin nicht viel weiß über diese Virenfamilie. Doch ich rechne damit, dass Studenten bald Fragen stellen dürften, auf die ich Antworten haben sollte. Und neugierig geworden bin ich jetzt auch, also will ich mehr über diese Erreger erfahren. Bei meinen Recherchen stoße ich auf einen Artikel über die Evolution krankmachender Coronaviren, der ein Jahr zuvor in *Nature Reviews Microbiology*[11] erschienen ist, einem Satellitenjournal von *Nature*. Ich blättere ihn schnell durch, schaue mir die ansprechend gestalteten Bilder an und schleppe den Artikel ein paar Wochen mit anderer, vermeintlich dringenderer Lektüre mit mir herum, ohne ihn gründlich zu lesen – was gehen mich schon Viren an? Und so ahne ich noch nicht, wie sehr meine verdammte Neugier mein Leben in den kommenden Jahren umkrempeln wird. Es ist nur ein scheinbar kleines Detail, das mich stutzig macht und erstmals ernsthaft an der verbreiteten Erklärung für den Ursprung der COVID-19-Pandemie zweifeln lassen wird ...

3 Ausgerechnet Wuhan

Mitte März 2020, die Pandemie greift nun auch in Deutschland um sich. Furcht vor dem Virus hat das Land ergriffen, Medien befeuern die Angst, manchmal geht die Berichterstattung in Richtung Panik. Meine Familie bekommt es am eigenen Leib zu spüren. Es ist ein Freitag, der 13., an dem eine neue Zeitrechnung beginnt. Eigentlich ein schöner März-Tag, an den Südhängen hinter unserem Haus blühen die Küchenschellen. Aber die Lage im Land sieht düster aus. Die Landesregierung von Thüringen ist verunsichert und verkündet, dass Schulen und Kitas in Thüringen ab dem 17. März schließen müssen. Elf weitere Bundesländer tun es ihr gleich. Nicht nur wir, sondern Millionen weiterer Eltern und Kinder in Deutschland bleiben ratlos zurück und fragen sich, wie sie die Situation bewältigen sollen.

Das letzte Wochenende vor dem ersten Lockdown steht an. Wir wollen uns die Laune nicht verderben lassen, bevor alles dichtgemacht wird, und unternehmen eine Wanderung zu den Dornburger Schlössern, die von unserem Haus aus ungefähr 15 Kilometer entfernt auf einem Kalksteinplateau über der Saale thronen. Als wir dort einige Stunden später durstig und erschöpft ankommen, stehen wir vor unserem Lieblingscafé, von mir zur Freude der Kinder »Prinzessinencafé« genannt, vor verschlossenen Türen. Meine Partnerin und ich sind irritiert, wir wollen auf ein anderes Lokal ausweichen, den Ratskeller, der seltsamerweise gar nicht im Keller liegt. Doch als wir uns nähern, macht uns das Betreiber-Ehepaar bereits von weitem gestenreich deutlich, dass wir fernbleiben sollen. Die Angst vor der Ansteckung hat auch diesen Ort ergriffen.

Nicht nur Kitas und Schulen schließen, auch meine Universität. Und so finde ich mich am nächsten Tag mit zahlreichen anderen Kindern und Eltern auf einem Spielplatz in der Nähe unserer Arbeitsstätte wieder. Das schöne Wetter hält an, der Himmel ist nach wie vor strahlendblau, die Schlehen blühen, es duftet nach Frühling – so kann man es aushalten, denke ich bei mir. Doch am nächsten Tag platzt der Traum – es ist kühl, der Himmel ist grau, und auf allen Spielplätzen flattert weiß-rot-gestreiftes Absperrband im Wind: Zugang gesperrt! Die Behörden wollen zwischenmenschliche Kontakte unterbinden, um Ansteckungen zu vermeiden. Ein Ausweg bleibt mir: der große Friedhof in der Nähe unseres Hauses, tatsächlich einer der idyllischsten Orte Jenas. Dort kann ich die Kinder im Sand spielen lassen, lese dabei Veröffentlichungen aus meinem Arbeitsgebiet und bilde mir ein zu arbeiten: Homeoffice zwischen Gräbern. Obwohl meine Augen müde werden, dreht sich das Hamsterrad in meinem Kopf immer weiter. Meine Gedanken kreisen um dieses merkwürdige Virus, das gerade unser aller Leben auf den Kopf stellt.

Als gelernter Biophysiker, Molekularbiologe und Genetiker weiß ich zu Beginn der Pandemie natürlich einiges über Viren. Insbesondere die Vielfalt ihres Erbmaterials hat mich immer fasziniert. Bei echten Lebewesen wie Bakterien, Pflanzen, Tieren und Menschen, die alle aus Zellen aufgebaut sind, besteht das Erbgut stets aus doppelsträngiger DNA (*desoxyribonucleic acid*, zu Deutsch: Desoxyribunukleinsäure). Man kann sich diese wie eine verdrehte Leiter vorstellen, deren Holme das Rückgrat der jeweiligen Stränge bilden, die Sprossen dazwischen speichern die Erbinformation durch die Reihenfolge der vier Basen A, C, G und T. Es gibt aber auch die sogenannte RNA (*ribonucleic acid*, Ribonukleinsäure), die ebenfalls Informationen speichert und zumeist nur aus einem Strang besteht. RNA hat in allen Organismen verschiedene und allesamt lebenswichtige Funktionen, insbesondere bei der Umsetzung der Erbinformation in Eiweißmoleküle (Proteine). Eine besondere Variante der RNA wird zum Transport der Erbinformation von den Genen des Erbguts zu den Eiweißfabriken (Ribosomen) der Zellen benötigt, weshalb man sie Boten-RNA nennt. Zum Speichern der grundlegenden Erbinformation nutzen RNA nur Viren.

Ohnehin sind Viren etwas eigenartig. In die Kategorien »tot« oder »lebendig« lassen sie sich nur schwer einordnen. Fest steht, dass Viren ohne zelluläre Lebewesen nicht existieren könnten. Denn um sich zu vermehren, müssen sie deren Zellen infizieren, weil sie keinen eigenen Stoffwechsel besitzen. Als »geborgtes Leben« hat sie der deutsche Mediziner Wolfhard Weidel einmal treffend beschrieben. Viren sind winzig und gleichzeitig unglaublich zahlreich. Angeblich gibt es 100 Millionen Mal mehr Viren als Sterne im beobachtbaren Universum. Ihre Zahl ist so gewaltig, dass angeblich alle Viren der Erde aneinandergereiht es auf eine Länge von 100 Millionen Lichtjahre brächten. Allein im und auf dem menschlichen Körper leben geschätzte 380 Billionen Viren. Wie viele verschiedene Arten von Viren es auf der Erde gibt, weiß niemand, allein bei Tieren wird die Zahl auf 1,6 Millionen geschätzt. Aber hier von Arten zu sprechen, ist aus Sicht eines Biologen ohnehin schwierig. Manche Schätzungen behaupten sogar, dass es Milliarden unterschiedlicher Virus-Typen gibt.[1]

Auch wenn Viren allgemein kein sonderlich positives Image haben, weil sie zumeist mit Krankheiten assoziiert werden, ist es vermutlich nur eine sehr kleine Minderheit aller Viren, die Menschen, Pflanzen oder Tiere ernsthaft krank macht.[2] Demgegenüber kommt fast allen Viren eine wichtige Rolle im Ökosystem Erde zu. So halten sie die Populationen von Arten in Schach – wird eine zu erfolgreich und vermehrt sich zu rasch, dezimiert sie ein Virus wieder. »Kill The Winner« heißt das Prinzip. Beim Menschen funktioniert es jedoch nicht mehr in der »Effizienz« wie zu Zeiten der Pest – durch Hygiene und medizinische Maßnahmen hat sich *Homo sapiens* weitgehend davon befreit. Viren haben vermutlich entscheidend zur Evolution vieler Tier- und Pflanzenarten beigetragen. Und wir Menschen tragen noch viele Spuren unserer Auseinandersetzungen mit

Viren mit uns herum: In unserem Erbgut schlummern zahlreiche Überbleibsel viraler Genome.

Was ihr Erbgut betrifft, sind Viren besonders außergewöhnlich. Während echte, aus Zellen bestehende Lebewesen mit einem eigenen Stoffwechsel, wie Bakterien, Pflanzen und Tiere, hier nur die doppelsträngige DNA vorzuweisen haben, kommen bei Viren alle möglichen Erbgutarten vor: die doppel- und die einzelsträngige DNA ebenso wie die nur aus einem Strang bestehende sowie die seltenere doppelsträngige RNA. Das Erbgut der Erreger von Pocken und Herpes sowie das der typischen Viren, die Bakterien befallen (Bakteriophagen), besteht aus doppelsträngiger DNA wie bei uns Menschen auch. Ein Beispiel für Viren mit einzelsträngiger DNA sind hingegen die Parvoviren: Winzlinge selbst für Virenverhältnisse mit nicht mal 30 Nanometern Durchmesser. Zum Vergleich: Ein Blatt Papier ist etwa 0,1 Millimeter, also 100 000 Nanometer dick.

Manche Viren verwenden bemerkenswerterweise doppelsträngige RNA als Erbgut, etwa die Rotaviren. Im Unterschied zur normalerweise schlanken und eleganten DNA ist dieser RNA-Typ von der Form her plump und gedrungen. Vermutlich ist es reiner Zufall, dass Rotaviren Durchfall erzeugen – aber die unsachliche Assoziation zwischen hässlichem Erbgut und fiesem Effekt war für mich im Studium eine hilfreiche Gedankenstütze. Eine weitere Besonderheit sind Retroviren wie HIV (*Human Immunodeficience Virus*), die ihre RNA in DNA umschreiben, um diese dann in das Erbgut ihrer Wirte einzubauen. Sie sind sozusagen die Wanderer zwischen den Nukleinsäure-Welten unter den Viren. Eine sehr große Anzahl an Viren hat seine Erbinformation jedoch als einzelsträngige RNA gespeichert. Dazu zählen bekannte Krankheitserreger bei Pflanzen, Tieren und Menschen, wie das Tabakmosaik-, Influenza A-, Hepatitis C-, Lassa-, Ebola- und Poliovirus – und eben auch alle Coronaviren.[3] In meiner wissenschaftlichen Laufbahn bin ich mit diversen Viren in Kontakt gekommen: mit den gefährlicheren unter ihnen wie Ebola und HIV aber zum Glück nur in der Theorie. Mit einer Sonderform nackter RNA, Viroiden, die nur bestimmte Pflanzen befallen und noch winziger sind als Viren, hatte ich in meiner Diplomarbeit gearbeitet – doch das ist 35 Jahre her.[4]

Ich kann mich allerdings nicht erinnern, ob ich vor Ausbruch der COVID-19-Pandemie jemals den Namen Coronaviren bewusst wahrgenommen habe, obwohl SARS mir bekannt war. Jedenfalls habe ich zu Beginn der Pandemie keine Ahnung, um was für Erreger es sich genau handelt. Dabei ist eine ganze Menge über diese Viren bekannt. Das erste Coronavirus bei Menschen (humane Coronaviren) wurde 1965 von einem Team um den britischen Virologen David Tyrrell beschrieben.[5] Doch es war erst die schottische Virologin June Almeida, mit deren Hilfe derartige Viren später zu ihrem besonderen Namen gelangten. Mit einem Elektronenmikroskop hatte sie eine Probe untersucht, die ursprünglich aus der Schnupfnase eines Schülers stammte. Darin entdeckte sie winzige, von einem Strahlenkranz umgebene runde Objekte, deren Aussehen »an die Sonnenkorona erinnert«, wie sie und sieben weitere Virologen später in einem Artikel in *Nature* schrieben.[6] Sie waren überzeugt, eine vorher unbekannte Gruppe von Viren entdeckt zu haben, und schlugen für sie den Namen Coronaviren vor.

Wie gesagt, es ging damals um eine gewöhnliche Erkältung, um eine laufende Nase, nichts Ernstes also. David Tyrrell und seine Mitstreiter träufelten Freiwilligen das Virus sogar in die Nase, um dann zu sehen, ob sie wirklich Schnupfen bekommen würden. Allerdings gelten von den sieben Coronaviren, die den Menschen befallen, vier als relativ harmlos: 229E, OC43, NL63 und HKU1. Sie sind der Grund für fast jede dritte Erkältung bei Erwachsenen.[7] Die beiden ersten, 229E und OC43, wurden bereits in den 1960er-Jahren entdeckt, dann kam lange nichts. Erst nach der SARS-CoV-1-Pandemie gingen Forschern weitere humane Coronaviren ins Netz. NL63 wurde 2004 in den Niederlanden identifiziert, HKU1 ein Jahr später in Hongkong. Diese vier als ungefährlich geltenden humanen Coronaviren können manchmal jedoch auch lebensbedrohliche Infektionen auslösen, meist jedoch nur bei Säuglingen, älteren oder immungeschwächten Menschen. Das harmlose Image der Coronaviren bekam den ersten Knacks, als zu Beginn des 21. Jahrhunderts das äußerst tödliche SARS-CoV-1-Virus auftauchte. Es folgten MERS-CoV und SARS-CoV-2 und mittlerweile verbinden Menschen nichts Ungefährliches mehr mit dem Namen Coronavirus. Aber auch die vermeintlich milden Schnupfen-Coronaviren 229E, OC43, NL63 und HKU1 hatten womöglich deutlich unangenehmere Vorfahren. Zumindest im Fall von OC43 gibt es Hinweise, dass es 1889, also vor mehr als 100 Jahren, Auslöser einer als Russische Grippe bezeichneten Pandemie gewesen sein könnte,[8] die rund eine Million Menschen weltweit das Leben kostete.

Bei den humanen Coronaviren geht man davon aus, dass sie ursprünglich aus Tieren stammen. Bis auf OC43 und HKU1, deren Vorfahren wohl in Mäusen oder Ratten vorkamen, haben die restlichen – allem Anschein nach – ihren Ausgangspunkt in Fledermäusen. Doch die Übertragung auf den Menschen erfolgte womöglich nicht direkt, da die allermeisten von uns keinen engen Kontakt zu Ratten oder Fledermäusen pflegen. Größer ist die Nähe jedoch zu Nutztieren, die Viren daher als Umsteigebahnhof auf dem Weg zum Menschen dienen, man spricht dann von einem Zwischenwirt. Bei OC43 war womöglich das Rind der Zwischenwirt,[9] das Kamel im Fall von MERS und vermutlich auch 229E[10] und gezüchtete Schleichkatzen bei SARS. Angesichts dieser historischen Beispiele scheint es nur allzu plausibel, dass auch SARS-CoV-2 im Jahr 2019 vom Tier auf den Menschen übergesprungen ist. So jedenfalls denke ich noch Mitte März 2020.

Ich will jetzt mehr über Coronaviren erfahren und knöpfe mir endlich den vielversprechenden Übersichtsartikel vor, den ich seit Ende Februar vernachlässigt in meiner Tasche mit mir herumschleppe. Er trägt den treffenden Titel *Origin and evolution of pathogenic coronaviruses* (*Ursprung und Evolution krankmachender Coronaviren*),[11] ist sehr ausführlich, gut geschrieben und bebildert und war ein Jahr zuvor in *Nature Reviews Microbiology* erschienen, einem Satellitenjournal der renommierten Zeitschrift *Nature*. Für mich ist dieser Artikel eine Art Crash-Kurs über Coronaviren. Ich lerne, dass sie, für RNA-Viren, ein sehr großes Genom besitzen, das sich aus etwa 30 000 Nukleotiden zusammensetzt. Das Genom von HIV (AIDS-Virus) etwa besteht nur aus 10 000 Nukleotiden. Ich erfahre zudem, wie viele Proteine das Genom der Coronaviren ungefähr kodiert und dass eines dieser Proteine, Spike genannt, in zahlreichen Stacheln das Virus umsäumt – die Strahlen seiner Korona. Und dieses Spikeprotein spielt auch die Hauptrolle beim Eindringen in die Wirtszelle. Sein Spitze dockt wie ein Enterhaken an eine Wirtszelle an, der erste Schritt zur Infektion. Ich lerne auch, dass das erste SARS-CoV-1-Virus über eine ganz besondere Andockstelle in die Zellen des Menschen und anderer Tiere eindringt, die den Namen Angiotensin Converting Enzyme 2 (ACE2) trägt, welches mancher Bluthochdruckpatient vermutlich kennt, weil er Hemmstoffe dagegen einnimmt. Allerdings bin ich beim Lesen etwas enttäuscht, dass der Artikel noch nichts über das neue Coronavirus SARS-CoV-2 verrät – aber dafür war er ein paar Monate zu alt.

Aus der mir eigenen berufsbedingten Neugier schaue ich wie üblich nach, wer die Autoren sind und wo sie arbeiten. Ihre Namen klingen chinesisch, was mich zunächst nicht wundert. Etwas anderes wundert mich hingegen schon: Zwei der drei Autoren, und dann auch noch die beiden wichtigsten, nämlich Erst- und Letztautor, arbeiten in Wuhan. Ausgerechnet jener Stadt, in der vor einigen Wochen die Coronavirus-Pandemie ausgebrochen war. Die beiden Autoren gehören zu einem Institut der Chinesischen Akademie der Wissenschaften (CAS), dem Wuhan Institute of Virology (WIV). Zunächst halte ich das nur für einen sonderbaren Zufall. Doch dann überkommt mich ein merkwürdiges Gefühl, vielleicht kann man es kriminalistisches Gespür nennen. Jedenfalls lässt es mich nicht mehr ruhen.

Ich beginne zu recherchieren und finde heraus, dass gleich mehrere Institute in Wuhan so etwas wie den globalen Schwerpunkt der Coronavirus-Forschung bilden. Die zwei wichtigsten Einrichtungen mit Bezug zu Fledermaus-Coronaviren sind das WIV und das Wuhan Center for Disease Control and Prevention (Wuhan CDC), der regionale Arm der chinesischen Seuchenschutzbehörde. Das WIV ist ein Hochkaräter – an einem der beiden Standorte ist mithilfe von Frankreich das erste Hochsicherheitslabor in China entstanden. Was ich erst später herausfinde: In Wuhan existieren noch zahlreiche weitere Labore der zweithöchsten Sicherheitsstufe, etwa an der Wuhan University, an der unter anderem ein SARS-Impfstoff an Affen getestet wurde. Das staatliche Unternehmen Wuhan Institute of Biological Products unterhält ebenfalls so ein Labor und arbeitet bei der Entwicklung von Impfstoffen mit dem benachbarten WIV zusammen. An einer weiteren Einrichtung, der Huazhong Agricultural University, wurden Experimente mit Schweine-Coronaviren durchgeführt. Nicht unerwähnt bleiben sollte das Hubei Wildlife Rescue Centre, eine Auffangstation für Wildtiere, die seit 2013 mit dem WIV bei der Erforschung von Zoonosen zusammenarbeitet. Allerdings ist unklar, wie diese Zusammenarbeit im Detail aussieht.

Nicht nur die Zahl der Labore, auch die Zahl der Publikationen zu SARS-ähnlichen Viren von Forschern des WIV ist wirklich beeindruckend. Ich bin entsetzt und mir schwant allmählich Böses. Niemanden hätte es gewundert, wenn das neue Virus in einer der zahlreichen Millionenstädte im Süden Chinas ausgebrochen wäre. Doch in Zentralchina und dann ausgerechnet im Mekka der Coronavirus-Forschung? Zufall? Ich finde heraus, dass die Forscherin Shi Zhengli, eine der beiden Autoren des Übersichtsartikels, berühmt dafür ist, seit Jahren in ganz China Proben aus Fledermäusen zu sammeln: Blut, Exkremente, Flügelhaut. Sie erhält dafür sogar den Spitznamen »Batwoman«[12], also »Fledermausfrau«. Shi Zhengli und ihre Kollegen sind seit der SARS-Pandemie 2002/2003 unablässig auf der Suche nach den natürlichen Reservoiren für derartige Erreger. »We need to find the dangerous virus, before it finds us« (»Wir müssen das gefährliche Virus finden, bevor es uns findet«), höre ich sie später in Vorträgen sagen. Da frage ich mich längst, ob nicht genau dies eine der Ursachen des Desasters ist, dass die Suche aus dem Ruder gelaufen ist. Shi Zhengli und Mitarbeiter werden jedenfalls fündig. Eine Höhle im Süden Chinas bezeichnen sie als »Hot Spot« der SARS-ähnlichen Coronaviren, wegen der dort vorherrschenden großen Vielfalt an Varianten.[13]

Durch den Sammeleifer der Forscher verfügt das WIV im Jahr 2019 über Daten von mehr als 22000 Proben. Mindestens 15000 sollen aus Fledermäusen stammen und 1400 Fledermaus-Viren beschreiben.[14] Nicht verwunderlich also, dass selbst »Batwoman« sich kurz nach dem SARS-CoV-2-Ausbruch in Wuhan fragte, ob das Virus aus ihrem Labor stammen könnte, wie sie der Zeitschrift *Scientific American* verriet.[15] Denn es waren ja ihre eigenen Studien, die gezeigt hatten, dass vor allem in den südlichen, subtropischen chinesischen Provinzen wie Yunnan, Guangdong und Guangxi das Risiko am größten ist, dass Coronaviren von Tieren wie Fledermäusen auf den Menschen überspringen. Doch Wuhan mit seinen Laboren ist weit von diesen Gegenden entfernt.

Nachdem mir das alles klar wird, beginne ich plötzlich an all den Medienberichten zu zweifeln, laut denen die Pandemie auf jeden Fall auf ganz natürlichem Wege entstanden ist. Auf einer langen Wanderung bei wunderschönem Wetter in den Wäldern rund um Jena pflücken die Kinder Frühjahrsblüher wie Leberblümchen und Märzveilchen, was sie hinreichend ablenkt. So habe ich Zeit, mit meiner Partnerin über den Virus-Ursprung zu diskutieren. Sie ist Bioinformatikerin und ich teste an ihre meine Ideen, ob es nicht auch einen anderen Ursprung des Virus gegeben haben könnte als eine Zoonose. Es sind Spekulationen: Könnte es nicht so gewesen sein, dass sich bei der Arbeit mit diesen Viren ein Forscher oder Labormitarbeiter in Wuhan aus Versehen infiziert hat? Und könnte dieser infizierte Mitarbeiter nach Dienstschluss womöglich noch schnell etwas einkaufen gegangen sein, etwa auf dem Huanan-Markt, und dadurch das Virus unwissentlich verbreitet haben? Auch spiele ich durch, wie es dazu hatte kommen können, dass ein zuvor unbekannter Erreger in den Instituten überhaupt zugegen ist. Zu meiner Überraschung hält meine Lebensgefährtin meine Überlegungen nicht für abwegig.

Ich frage mich auch, ob in Wuhan auch Experimente vorgenommen wurden, bei denen man Coronaviren in menschliche Zellen eingeschleust hat. Als Evolutionsbiologe weiß ich, dass das der erste und entscheidende Schritt zur Anpassung an den Menschen sein könnte. Ein Virus, das zunächst nicht an den Menschen als Wirt angepasst ist und dem man mit ein paar Tricks den Zugang zu menschlichen Zellen ermöglicht, erscheint mir so, als würde der Pfarrer dem Teufel die Türe zur Kirche öffnen. Ich habe zu diesem Zeitpunkt aber kaum Kenntnisse in Virologie und kann mir eigentlich nicht vorstellen, dass jemand so etwas Verantwortungsloses tun würde. Ein Blick in die Literatur zeigt mir jedoch: Massenweise wurde so etwas gemacht, es ist sogar virologische Routine, zum Beispiel, um Viren im Labor zu vermehren. Auch mit genveränderten Viren, die mit SARS-CoV-1 eng verwandt sind, wurde das gemacht.[16] Ich bin entsetzt, aber zumindest erwache ich jetzt aus meiner virologischen Naivität.

Was macht ein Wissenschaftler, nachdem er die Kaffeemaschine auf Betriebstemperatur gebracht hat? Er googelt. Und schnell stoße ich auf etwas, was meine Bedenken eher befördert als zerstreut. Es ist ein Manuskript chinesischer Forscher, Xiao Botao und Xiao Lei. Xiao Botao ist ein DNA-Spezialist von der renommierten South China University of Technology. Schon der Name des Artikels macht mich neugierig: *The possible origins of 2019-nCoV coronavirus* (*Die möglichen Ursprünge des Coronavirus 2019-nCoV*).[17] Er war schon am 6. Februar 2020 online auf der Plattform Researchgate veröffentlicht worden, aber kurze Zeit später wieder von dort verschwunden. Ich finde noch eine Kopie im Netz. Ein Peer Review, also die Begutachtung durch Kollegen vom Fach, hat das Papier nie durchlaufen. Die Ausarbeitung ist sehr kurz, doch sie hat es in sich. Auch den Autoren fällt die Anwesenheit zweier Labore in Wuhan auf, die mit Fledermaus-Viren arbeiten: das WIV und das Wuhan CDC. Sie betonen, dass es sehr unwahrscheinlich sei, dass Fledermäuse in den Huanan-Markt inmitten einer Millionenstadt geflattert seien, um dort Menschen zu infizieren. Auch deshalb, weil die nächsten

SARS-CoV-2-Verwandten wie erwähnt in südchinesischen Fledermäusen vermutet werden. In dem Artikel wird zudem die Arbeit eines Forschers am Wuhan CDC beschrieben, der Tian Junhua heißt. Beim Sammeln von Proben sei dieser von einer Fledermaus attackiert worden. Auch mit Blut und Urin der Tiere soll er in Kontakt gekommen sein, heißt es in dem Artikel. Am Wuhan CDC selbst seien Fledermäuse seziert worden. Diese Einrichtung liege jedoch nur knapp 300 Meter vom Huanan-Markt entfernt, ein Fußweg von etwa fünf Minuten.

Später wird klar, dass das Wuhan CDC erst am 2. Dezember 2019 dort hingezogen war, also wenige Tage, bevor der erste bekannte CO-VID-19-Fall auf dem Huanan-Markt bekannt wurde. Auch das WIV und seine Rolle bei der Erforschung von SARS-CoV-1 und SARS-ähnlicher Viren werden in dem Artikel erwähnt. Der nächstgelegene seiner beiden Standorte ist nur etwa 12 Kilometer vom Huanan-Markt entfernt. Die Autoren kommen zu dem Schluss: »Das Killer-Coronavirus stammt wahrscheinlich aus einem Labor in Wuhan.«

Donnerwetter, denke ich, du bist also nicht der Einzige, dem solche bösen Gedanken kommen. Zu meinem Erstaunen finde ich heraus, dass Xiao Botao und Xiao Lei bereits im Februar 2020 den Artikel wieder zurückgezogen hatten. Es handele sich um Spekulationen, die »nicht durch direkte Beweise gestützt« seien, schrieb Xiao Botao später in einer erklärenden E-Mail an das *Wall Street Journal*.[18] Ich bin mir jedoch ziemlich sicher, dass sie – aus nachvollziehbarem Grund – Angst vor der eigenen Courage oder – noch wahrscheinlicher – vor chinesischen Offiziellen bekommen hatten.

Wie auch immer dieser Artikel später zu bewerten sein wird, im März 2020 bestätigt er mir, dass ich nicht der Einzige bin, der sich Fragen stellt angesichts von Umständen, die schlichtweg nicht zu ignorieren sind. Zum einen die Tatsache, dass Wuhan in Zentralchina liegt und damit weit entfernt von jenen Fledermaushöhlen, in denen mutmaßlich die ähnlichsten Viren dieser Sorte vorkommen. Und ausgerechnet in Wuhan gibt es dieses renommierte Forschungsinstitut, das WIV, dessen Wissenschaftler sich ganz offenbar hervorragend mit Coronaviren auskennen und bereits eine jahrelange sowie offenbar sehr erfolgreiche Suche nach SARS-ähnlichen Viren hinter sich haben. Und nicht nur das: Auch waren Forscher des WIV an Experimenten beteiligt, bei denen SARS-ähnliche Viren genetisch verändert und an menschlichen Zellen getestet wurden. Und auch das Wuhan CDC ist offenbar bei der Sammlung von Proben aus Fledermäusen beteiligt, allem Anschein nach vor allem in der zentralchinesischen Provinz Hubei.

So ist aus meiner Sicht im März 2020 die Frage nach dem Ursprung dieser immer mehr um sich greifenden Coronavirus-Pandemie alles andere als geklärt. Im Gegenteil: Nun steht auch die Frage im Raum, ob die Labore in Wuhan etwas mit der Sache zu tun haben. Umso mehr wundere ich mich, dass sich, soweit für mich erkennbar, immer noch keine investigativen Journalisten auf die Sache stürzen. Alles, was nicht der Erzählung eines natürlichen Ursprungs der Pandemie entspricht, wird heruntergespielt oder ignoriert. Doch das Thema hat nun endgültig meine volle Aufmerksamkeit. Und bei den weiteren Recherchen stoße ich endlich auf etwas, das die seltsam verzerrte Darstellung erklären könnte – aus meiner Sicht ist es der erste echte Skandal in der Ursprungsfrage von COVID-19.

4 Ein unverschämter Brief

Die Pandemie-Lage in Deutschland droht im Frühjahr 2020 außer Kontrolle zu geraten, die Politik steuert dagegen. Gut eine Woche nach den ersten Schul- und Kitaschließungen wird am 22. März der erste »Lockdown« über das gesamte Land verhängt, der am Folgetag beginnt. So etwas hat meine Generation bis dahin nicht erlebt. Plötzlich dürfen sich in der Öffentlichkeit nicht mehr als zwei Leute treffen, die nicht zu einem Haushalt gehören. Restaurants, Bars und Friseure schließen. In den Supermärkten leeren sich die Regale, weil Menschen plötzlich Dinge wie Klopapier horten, von denen ich gar nicht wusste, dass sie lebensnotwendig sind. Es ist eine Ausnahmesituation, die das Leben der Menschen auf den Kopf stellt und ihr Denken völlig vereinnahmt.

Was mich aber ebenfalls umtreibt, sind die Umstände, unter denen diese Pandemie ausgerechnet in Wuhan ausgebrochen ist. Denn dort, das weiß ich mittlerweile, ist jahrelang am Institute of Virology intensiv an Coronaviren geforscht worden. Und je mehr ich über die Hintergründe dieses neuen Virus erfahre, desto mehr Fragen tun sich auf. Auf der Suche nach Antworten durchforste ich wieder einmal das Internet. Eines Tages stoße ich auf einen kurzen Beitrag, der bereits am 19. Februar in der angesehenen Fachzeitschrift *The Lancet* [1] veröffentlicht worden war. Es ist eine Art Brief, *Correspondence* genannt, unterzeichnet von 27 Forscherinnen und Forschern. Einer davon ist der deutsche Virologe Christian Drosten, der unbestreitbare Expertise auf dem Gebiet der Coronaviren aufweist. Und der Brief fängt zunächst harmlos an. Die Autoren sprechen von ihrer Solidarität mit chinesischen Forschern und Medizinern. »Wir sitzen alle im selben Boot«, heißt es aufmunternd. Doch dann folgt eine Passage, die es in sich hat.

»Wir stehen zusammen, um Verschwörungstheorien, die besagen, dass COVID-19 keinen natürlichen Ursprung hat, auf das Schärfste zu verurteilen. (...) Verschwörungstheorien schaffen nichts anderes als Angst, Gerüchte und Vorurteile, die unsere weltweite Zusammenarbeit im Kampf gegen dieses Virus gefährden.«[2]

Ich bin geschockt. Wie kommen die Autoren dazu, bestimmte Hypothesen zum Ursprung des Virus von vornherein als »Verschwörungstheorien« abzukanzeln? Wie kommen sie dazu, damit auch Kollegen wie mich einfach pauschal in eine wissenschaftsfeindliche Ecke zu stellen? Sie bleiben zwar vage, worauf genau sie sich beziehen. Deutlich wird jedoch, dass die Verfasser des Briefs alle Gedankenspiele ablehnen, die das Auftauchen von SARS-CoV-2 nicht als natürliche Zoonose einstufen. Damit schließen sie viele alternative Überlegungen von vornherein aus, darunter eine Reihe tatsächlich kruder Verschwörungstheorien. Allerdings eben auch alle Hypothesen, welche die Labore in Wuhan mit dem Ausbruch in Verbindung bringen.

An dieser Stelle will ich betonen, dass es sehr unterschiedliche Szenarien gibt, in denen Labortätigkeiten zur Entstehung oder Verbreitung von SARS-CoV-2 beigetragen haben könnten. Nicht zwangsläufig muss ein gentechnisch verändertes Virus die Hauptrolle spielen. Es könnte auch sein, dass Forscher das Virus in einer Fledermaushöhle gefunden und ins Labor gebracht haben, von wo es dann absichtlich oder unabsichtlich entkommen ist. Noch viele weitere Spielarten sind denkbar, auf die ich später noch eingehen werde. Unglücklicherweise wird in der Öffentlichkeit oft der Eindruck erweckt, als gäbe es nur eine »Laborthese«, »Laborhypothese«, »Labortheorie« oder wie immer man sie auch nennen möge (im Englischen meist zutreffender als Lab-leak theory bezeichnet).

Natürlich stellt sich bei diesen Hypothesen wie bei jeder (noch) nicht bewiesenen Aussage die Frage, ob sie wissenschaftlich sinnvoll sind. Ich möchte ein Beispiel nennen. Meine Hypothese lautet: Das Tragen von Kopfbedeckungen aus Aluminiumfolie, auch Aluhut genannt, schützt Menschen davor, dass andere ihre Gedanken lesen. Um zu untersuchen, ob die Hypothese sinnvoll ist, sollte man sich als Erstes fragen: Welche Erfahrungen und Beobachtungen stützen sie? In diesem Fall wird der Forscher schnell feststellen, dass bisher kein physikalischer oder biologischer Mechanismus bekannt ist, der das Lesen von Gedanken erklären könnte. Es gibt also keinerlei Belege für die Grundvoraussetzung meiner Aluhut-Hypothese. Ich würde daher keinem Kollegen raten, allzu viel Zeit damit zuzubringen. Ganz anders verhält es sich mit den verschiedenen Varianten der Hypothese zum Ursprung der Corona-Pandemie. Bei ihnen gibt es mindestens drei Grundvoraussetzungen, die erfüllt sind. Erstens: die geografische Nähe des an Coronaviren forschenden Wuhan Institute of Virology (WIV) zum Ort des Ausbruchs. Zweitens sind Laborunfälle keine Seltenheit, und ab und zu infizieren sich dabei Forscher, aber auch Unbeteiligte mit gefährlichen Erregern. Und drittens ist die Gentechnik zu Beginn der Pandemie schon lange auf dem Stand, eigentlich harmlose Viren so zu verändern, dass ein Unfall mit ihnen in eine tödliche Pandemie münden würde. Damit will ich sagen: Labor-Hypothesen zu SARS-CoV-2 sind zulässig und waren es auch, als der *Lancet*-Brief verfasst wurde, der das Gegenteil behauptet.

Zugegeben, es ist nicht einfach, gute von schlechten Hypothesen zu unterscheiden. Das wichtigste Kriterium für eine gute Hypothese ist meiner Ansicht nach, ob ein rigoroser Test derselben das Potential hat, neues Wissen zu generieren. Denn darum sollte es in der Wissenschaft gehen: um das Schaffen von Wissen.

Forscher greifen bei der Bewertung von Hypothesen oft auch auf ihre Erfahrung zurück. Allerdings kann diese Erfahrung auch trügerisch sein. So ist die Geschichte der Naturwissenschaften voller Beispiele, wie zunächst unmöglich erscheinende Überlegungen am Ende zum Standard-Lehrbuchwissen wurden. Noch in den ersten Jahrzehnten des 20. Jahrhunderts etwa galt es als extrem unwahrscheinlich, dass in der DNA tatsächlich die Erbinformation aller Lebewesen gespeichert ist. Man ging davon aus, dass die Struktur dieses Moleküls dafür viel zu simpel ist, schließlich besteht es nur aus vier »Buchstaben« (A, C, G, T), den schon einige Seiten zuvor erwähnten Nukleotiden. Im heutigen Digitalzeitalter lernen Schulkinder, dass alle Informationen sogar mit nur zwei Zeichen, dem Binärcode, gespeichert werden können. Anfang des 20. Jahrhunderts taten sich die Menschen mit derartigen Konzepten jedoch schwer. Man glaubte vielmehr, dass es die komplizierter aufgebauten Proteine, also Eiweiße, sein müssten, die das Erbgut speicherten. Erst in den 1940er und 1950er Jahren ließen Experimente wenig Zweifel daran, dass die DNA das Erbgut trägt.

Dass in dem *Lancet*-Brief sämtliche Labor-Hypothesen ohne Differenzierung als »Verschwörungstheorien« abgetan werden, birgt noch ein weiteres Problem. Mit einem Schlag werden auf diese Weise alle Forscher diskreditiert, die sich mit derartigen Hypothesen auseinandersetzen wollen.

Als ich diese Stelle im *Lancet*-Brief lese, stelle ich mir daher sofort die Frage, ob genau das vielleicht das Motiv dahinter ist? Soll die Hypothese eines möglichen Laborunfalls womöglich derart in Verruf gebracht werden, dass jeder Forscher, der etwas auf sich hält, lieber die Finger von ihr lässt? Ich empfinde diese Aussage auch als persönliche Beleidigung, da ich von typischen Verschwörungstheorien rein gar nichts halte. Und überhaupt: Wer soll sich beim Ursprung der Pandemie eigentlich gegen wen verschworen haben? Die Erklärung dafür bleiben Drosten und die anderen Autoren schuldig.

Es ist nicht die einzige Anmaßung in besagtem *Lancet*-Brief – er enthält noch zwei weitere dreiste Behauptungen. Die zweite steht in unmittelbarem Zusammenhang mit der ersten. Die Autoren verweisen auf neun (!) verschiedene Studien, die angeblich alle auf einen natürlichen Ursprung des Virus in Wildtieren schließen lassen.

»Wissenschaftler aus mehreren Ländern haben die Genome des Erregers (...) (SARS-CoV-2) veröffentlicht und analysiert, und sie kommen mit überwältigender Mehrheit zu dem Schluss, dass dieses Coronavirus, wie so viele andere neu auftretende Krankheitserreger, aus Wildtieren stammt.«[3]

Die Verfasser des Briefes erwecken auf diese Weise den Anschein, als gäbe es einen Haufen an Beweisen für die Zoonose-Hypothese zur Herkunft von SARS-CoV-2. Doch wenn man sich die einzelnen Publikationen genau anschaut, wird in diesen lediglich spekuliert, dass der Ursprung des Virus in einer Fledermaus liegt. Ein Beweis dafür ist nicht dabei. Ich gewinne den Eindruck, dass die Autoren des *Lancet*-Schreibens, diese Gruppe renommierter Virologen, einfach beschlossen haben, dass COVID-19 auf natürliche Weise entstanden ist. Statt Beweise zu liefern, missbrauchen sie die wissenschaftliche Gepflogenheit des Zitierens, um so zu tun, als sei der Fall eindeutig. Vielleicht in der Hoffnung, dass niemand nachschaut, was in den zitierten Artikeln drinsteht?

Es hat für mich den Anschein, dass die Autoren des *Lancet*-Briefes im Grunde nichts anderes behaupten, als dass nicht sein kann, was nicht sein darf, eine Beteiligung von Labortätigkeiten bei der Entstehung von SARS-CoV-2. Wissenschaftliches, auf Daten aufgebautes Argumentieren geht aber anders, da widerlegt (oder bestätigt) man Hypothesen durch konkrete Ergebnisse aus Beobachtungen.

Genau dies geschieht in diesem Fall aber nicht. Und wenn sie sich tatsächlich darauf verständigt haben, dass nicht sein kann, was nicht sein darf, wäre das nicht selbst eine Art von Verschwörung? Hypothesen zu einem Laborursprung als Verschwörungstheorien zu bezeichnen, könnte, wenn ich es einmal psychologisch betrachte, eine Projektion der eigentlichen Verschwörer auf ihre Kritiker sein.

Eine dritte fragwürdige Behauptung des *Lancet*-Briefes ist weniger wissenschaftlicher, sondern mehr politischer Natur. Sie lautet:

»Wir haben beobachtet, wie Wissenschaftler, Fachleute des öffentlichen Gesundheitswesens und Mediziner insbesondere in China gewissenhaft und effektiv daran gearbeitet haben, den Erreger, der hinter diesem Ausbruch steckt, rasch zu identifizieren, wichtige Maßnahmen zur Eindämmung seiner Auswirkungen zu ergreifen und ihre Ergebnisse transparent mit der weltweiten Gesundheitsgemeinschaft zu teilen.«[4]

Die Autoren sprechen tatsächlich von Transparenz. Dabei ist mittlerweile gut dokumentiert, wie offizielle Stellen in China seit Beginn der Pandemie versucht haben, den Virusausbruch zu vertuschen.[5] Weltweite Bekanntheit erlangte der tragische Fall des jungen Augenarztes Li Wenliang. Er war einer der ersten Whistleblower der Pandemie, als er Ende Dezember 2019 in einer Chatgruppe vor der Gefahr eines Virusausbruchs in Wuhan warnte. Schließlich wurde er von lokalen Behörden verhört und musste eine Erklärung unterzeichnen, dass er keine Gerüchte mehr verbreiten werde. Li Wenliang starb Anfang Februar 2020 im Alter von 33 Jahren selbst an COVID-19 – kurz vor dem Erscheinen des *Lancet*-Briefes. Wie können die Autoren angesichts derartiger Schicksale von Transparenz sprechen? Entweder sie sind naiv. Oder es handelt sich um eine dreiste Lüge.

Doch wer sind eigentlich die treibenden Kräfte hinter dem Text, der fortan unter dem Namen des Erstautors Calisher et al. zitiert wird? Es ist Zufall, dass Charles Calisher, ein emeritierter Professor für Mikrobiologie, Immunologie und Pathologie an der Colorado State University, diese Ehre zuteilwurde, denn die Namen aller Unterzeichner des Briefs sind in alphabetischer Reihenfolge aufgelistet. Damit sticht ein anderer Autor zunächst nicht sonderlich heraus: Peter Daszak. Dabei ist der gebürtige Brite der Organisator und Hauptautor hinter dem Schreiben, wie später bekannt wird. Er ist Chef der EcoHealth Alliance in New York, einer Nichtregierungsorganisation (NGO), welche unter anderem die Suche nach potenziellen Pandemie-Viren in chinesischen Fledermäusen unterstützt – und damit auch die Virologin Shi Zhengli und ihre Kollegen am WIV. Doch das ist kurz nach Erscheinen des Briefes noch nicht vielen bekannt. Später wird klar, dass die EcoHealth Alliance viele Millionen Dollar an Forschungsgeldern bekommen hat, um das pandemische Potential von Coronaviren zu erforschen – und dass eine Reihe dieser Untersuchungen am WIV durchgeführt wurde. Peter Daszak ist daher alles andere als ein objektiver Analyst der Szene, vielmehr hat er nach meiner Vermutung offenbar Interesse daran, eine Beteiligung des WIV am Virusausbruch in Abrede zu stellen. Angesichts dieser Tatsache ist es bemerkenswert, dass keiner der Autoren des *Lancet*-Briefes einen potentiellen Interessenskonflikt (Conflict of Interest) angibt, wie man es erwarten sollte in einer wissenschaftlichen Arbeit dieser Art. Wobei ich hier anmerken muss, dass in der Naturwissenschaft leider nicht gut genug definiert ist, wann genau ein Conflict of Interest vorliegt, der angezeigt werden müsste. Dadurch existiert ein Graubereich, der bisweilen (aus-)genutzt wird.

Der *Lancet*-Brief ist die Ursünde bei der Suche nach dem Ursprung von SARS-CoV-2. Er stellt Labor-Hypothesen als »Verschwörungstheorien« dar, obwohl wesentliche Voraussetzungen für eine sinnvolle Hypothese erfüllt sind. Auf die Nähe der Labore in Wuhan bin ich bereits eingegangen. Und auch Laborunfälle sind wiederkehrender Bestandteil der Forschungsgeschichte. Zwischen 1981 und 2016 wurden insgesamt 220 Fälle[6] erfasst, bei denen sich Menschen in einem Labor infiziert hatten. Im Hochsicherheitslabor des Bernhard-Nocht-Tropeninstituts in Hamburg verletzte sich im Jahr 2009 eine Virologin bei der Arbeit mit Ebola-Viren mit einer Spritze. Es folgten Stunden und Tage der Ungewissheit, denn gegen Ebola ist kein Kraut gewachsen. Doch die Forscherin hatte Glück und entging einer Infektion.[7] Im Jahr 2004 verlief ein ähnlicher Zwischenfall in Russland weniger glimpflich. Eine Virologin steckte sich mit dem Ebola-Virus an und starb zwei Wochen später. Ein besonders mysteriöser Laborunfall ist der Pocken-Ausbruch von 1978 an der britischen University of Birmingham Medical School, bei dem kein Wissenschaftler, sondern die medizinische Fotografin Janet Parker sich mit dem tödlichen Pockenvirus infizierte. Der Erreger wurde damals in einem Labor im selben Gebäude aufbewahrt, in dem sich auch ihr Arbeitsplatz befand. Die 40-Jährige erkrankte schwer und starb nach einem Monat. Wie genau sie sich angesteckt hatte, ist bis heute umstritten.

Manchmal ist auch gar nicht klar, dass ein gefährlicher Erreger im Labor zugegen ist, wie der Ausbruch eines mit Ebola verwandten Virus 1967 in Marburg zeigte. Bei einem Pharmaunternehmen wurden damals aus Uganda importierte Affen getötet und aufgeschnitten. Man benötigte die Nieren der Tiere für die Herstellung von Impfstoffen. Eines Tages erkrankten zahlreiche Mitarbeiter an hämorrhagischem Fieber. Sie alle waren zuvor mit Blut, Organen oder Zellkulturen der Affen in Berührung gekommen. Am Ende erkrankten 30 Menschen in Deutschland, sieben starben. Der zuvor unbekannte Erreger wurde schließlich dingfest gemacht und erhielt – wie schon in Kapitel 2 erwähnt – den Namen Marburg-Virus.[8]

Gleich mehrere Laborunfälle gab es in der Vergangenheit mit SARS-CoV-1, einer davon endete tödlich. 2003, nur Monate nach Ende der damaligen Pandemie, erkrankte in Singapur ein 27-jähriger Student, der in einem Labor zum West-Nil-Virus geforscht hatte. Es stellte sich heraus, dass die Probe mit SARS-CoV-1-Viren verunreinigt war.[9] In Taiwan steckte sich Ende 2003 ein 44-jähriger Wissenschaftler vermutlich beim Reinigen verschütteter Flüssigkeit mit SARS-CoV-1 an.[10] Das Pikante an dem Fall: Am Tag darauf besuchte der Infizierte eine Konferenz in Singapur. Zwar entwickelte er erst später Symptome und war daher zu diesem Zeitpunkt noch nicht ansteckend. Aber es war eng.

Im folgenden Jahr ereigneten sich in einem Labor in Peking gleich zwei voneinander getrennte Vorfälle, bei denen sich zwei Forscher mit SARS-CoV-1 ansteckten. Diesmal infizierten sie mindestens sieben weitere Menschen, einer starb an den Folgen.[11] Hunderte mussten damals in Quarantäne.

Die Gründe für derartige Unfälle können technisches Versagen oder Fehler der Forscher sein. In manchen Fällen bleiben die Ursachen jedoch unklar. Gefährliche Erreger können auch mit Absicht freigesetzt werden. Man denke nur an die Anthrax-Anschläge im Jahr 2001. Damals wurden in den USA sieben Briefe mit Sporen des Milzbranderregers verschickt, 22 Menschen infizierten sich, fünf davon starben. Die Spur führte schließlich in ein Forschungslabor der US-Armee in Fort Detrick im Bundesstaat Maryland. In einer Flasche fand man dort denselben Bakterienstamm wie aus den Briefen. Die verdächtige Flasche stammte aus dem Labor des Biowaffen-Experten Bruce Ivins, der schließlich verdächtigt wurde, die Anschläge begangenen zu haben.[12] Da er sich das Leben nahm, konnte seine Schuld, so er es denn war, nie bewiesen werden.

Absolute Sicherheit in Laboren gibt es nicht, das weiß ich aus eigener Erfahrung. Weder ist sie technisch realisierbar, noch kann man komplett menschliches Versagen oder absichtliches Fehlverhalten ausschließen. Und das gilt auch für die Labore in Wuhan. Auch wenn dort moderne Technik zum Einsatz kam. Oft wird in Medienberichten das Hochsicherheitslabor am WIV erwähnt. Es handelt sich um ein BSL-4-Labor (Biosafety Level, kurz BSL), also eine Anlage mit der höchsten der vier internationalen Schutzstufen für biologische Arbeitsstoffe. In der untersten Stufe (BSL-1) darf mit Erregern wie bestimmten Kolibakterien gearbeitet werden, bei denen es unwahrscheinlich ist, dass ein Mensch daran erkrankt. Eine Stufe schärfer sind die Maßnahmen in BSL-2-Laboren, wo etwa mit den Erkältungs-Coronaviren 229E und NL63 hantiert wird. Darauf folgt die Schutzstufe BSL-3, die bei Erregern nötig ist, welche durch Einatmen schwer krank machen könnten, wie etwa das West-Nil-Virus, aber auch SARS- und MERS-Viren.

Das Fort Knox unter den Bio-Laboren ist jedoch BSL-4. Dort wird mit den gefährlichsten Erregern der Welt hantiert wie Ebola-, Lassa- oder Nipah-Viren, für die es keine Vorbeugung und keine wirksame Behandlung gibt. Diese Labore sind die reinsten Festungen, in die Forscher nur über eine Reihe von Schleusen gelangen. In den Laborräumen selbst herrscht Unterdruck, damit bei einem Leck kein Virus nach außen entweicht, da Luft in den Raum gesaugt würde. Die Forscher arbeiten in den Anlagen in aufblasbaren Überdruck-Anzügen mit eigener Luftversorgung. Beim Verlassen eines BSL-4-Labors müssen sie eine mehrminütige Dusche aus Desinfektionsmittel und Wasser über sich ergehen lassen. Auf der ganzen Welt gibt es fast 60 dieser Hochsicherheitsanlagen, vier davon befinden sich in Deutschland.

Das BSL-4-Labor in Wuhan nahm 2018 seinen Betrieb auf. Es war zum Zeitpunkt des Ausbruchs weltweit das größte seiner Art. Allerdings wurde in Wuhan vor dem ersten Auftauchen von COVID-19 mit Coronaviren wie SARS-CoV-1 unter weniger strengen Bedingungen in BSL-2- oder BSL-3-Laboren geforscht. Und es war – wie schon berichtet – die dort arbeitende Virologin Shi Zhengli, die ebenfalls früh die Befürchtung ereilte, das neue Virus könne aus ihrem Labor stammen. Nach ihren eigenen Angaben fand sie jedoch weder Hinweise auf einen Laborunfall noch Spuren von SARS-CoV-2 in der Datenbank des Instituts. Auch schloss die Virologin später aus, dass sich jemand von ihren Mitarbeitern mit SARS-CoV-2 oder SARS-ähnlichen Viren infiziert haben könnte, alle seien getestet worden.[13] Doch über die Zustände am Institut von Shi Zhengli existieren auch andere Berichte, die Zweifel wecken. Zwei Jahre vor Beginn der Pandemie hatten Abgesandte der US-Botschaft in Peking das Hochsicherheitslabor in Wuhan mehrmals besucht. Was sie dort sahen, schien sie derart zu beunruhigen, dass sie in zwei Meldungen an Washington vor Sicherheitsmängeln warnten. Die Arbeit mit Fledermaus-Coronaviren in der Anlage und deren mögliche Übertragung auf den Menschen stellten das Risiko einer neuen SARS-ähnlichen Pandemie dar, hieß es in einer dieser Meldungen, berichtete die *Washington Post*.[14]

Aber könnte ein Laborunfall tatsächlich eine Pandemie auslösen? Experten warnen davor seit Jahren. Und womöglich ist dieser Worst Case schon einmal eingetreten. 1977 brach eine Influenza-Pandemie aus, die weltweit geschätzt rund 700 000 Menschen das Leben kostete.[15] Die ersten Fälle wurden von der damaligen Sowjetunion gemeldet, weshalb die Krankheit – denken Sie an Kapitel 3 – erneut Russische Grippe genannt wurde. Das Virus war allerdings ungefähr zeitgleich auch im Nordosten Chinas aufgetaucht. Was damals auffiel: Laut Genanalysen war das Virus mit einem in den 1950er Jahren isolierten Stamm fast identisch.[16] Wie es sich fast 30 Jahre lang versteckt hielt, aber aktiv blieb, ohne dabei weiter zu mutieren – dafür gibt es aus meiner Sicht keine plausible wissenschaftliche Erklärung, außer dass es die Zeit in einem Gefrierschrank überdauert hat. Mittlerweile vertreten einige Forscher die Ansicht, dass diese Pandemie die Folge missglückter Impfstoff-Bemühungen mit konservierten Influenzaviren war. Zum Glück verliefen die meisten Erkrankungen vergleichsweise mild. Betroffen waren vor allem Menschen unter 26 Jahren – die älteren hatten noch eine Immunität von der echten Pandemie fast drei Jahrzehnte zuvor.

Das Grippevirus von 1977 war letztlich also ein natürlich entstandenes Virus, das später (womöglich) aus einem Labor entkam. Doch wie plausibel ist die Überlegung, dass auch genetisch veränderte Viren Pandemien auslösen? Die technologischen Möglichkeiten von Forschern, das Erbgut von Viren massiv umzugestalten, sind heute weit fortgeschritten. In diesen Zusammenhang fällt oft der Begriff Gain-of-Function (GOF), also ein Funktionsgewinn von Erregern. Gain-of-Function ist ein nicht einfach zu verstehender, aber eigentlich harmloser Begriff der klassischen Genetik. Bei der Diskussion um die Erforschung von Krankheitserregern erfuhr er eine Begriffsverengung – man verwendet ihn für Fälle, in denen Erreger künstlich gefährlicher gemacht werden, indem sie etwa stärkere Symptome erzeugen oder leichter übertragbar werden. Viele Veränderungen bei Erregern wie Viren, selbst wenn sie einen Funktionsgewinn im genetischen Sinne darstellen, sind infektionsbiologisch harmlos. Man hat deshalb für Forschung, die besonders besorgniserregende Änderungen vornimmt, einen Spezialbegriff eingeführt, Gain-of-Function Research of Concern (GOFROC).

Wie erhält man Viren mit GOF, wie macht man GOFROC? Eine einfache Möglichkeit besteht darin, Viren in Zellkulturen zu züchten, zum Beispiel um mehr Material von ihnen für weitere Untersuchungen zu erhalten. Durch die Vermehrung in Zellkulturen kann die Evolution von Viren extrem beschleunigt werden. Wofür die Natur Jahre oder Jahrzehnte benötigt, erfolgt im Labor quasi im Zeitraffer. Dabei können Viren natürlich auch ansteckender oder tödlicher werden, auch wenn dies oft gar nicht beabsichtigt ist.

Bei derartigen Experimenten verändern sich Viren nach den klassischen Mechanismen der Evolution: Es treten zufällige Mutationen auf, die Selektionsbedingungen entscheiden darüber, welche Mutanten sich besonders gut vermehren. Wie ich bereits erwähnt habe, ist es das perfekte Rezept, um einem Tiervirus durch Selektion in menschlichen Zellen eine Anpassung an den Menschen zu ermöglichen – eine Zoonose aus dem Labor sozusagen.

Mittlerweile erlauben es die immer effizienter werdenden Methoden der Molekularbiologie, sehr gezielte Eingriffe am Erbgut von Viren vorzunehmen. Man könnte im Fall von SARS-CoV-2 etwa genau jenes Gen verändern, das für das Spike-Protein kodiert. Durch viele Analysen kennt man mittlerweile die Spielregeln sehr gut, nach denen sich einzelne Bausteine des Spike-Proteins an einzelne Bausteine des ACE2-Rezeptors von Tieren und Mensch binden. Es ist also keine große Kunst, im Labor Varianten von SARS-CoV-2 zu erschaffen, die stärker andocken. Eine stärkere Bindung muss nicht zwangsläufig eine größere Gefahr darstellen – biophysikalische Wechselwirkungen sind viel zu kompliziert, als dass sie sich auf solch einfache Regeln herunterbrechen lassen würden. Trotzdem kann durch solch ein Experiment durchaus ein gefährlicheres Virus im Labor entstehen.

Warum Forscher so etwas tun? Sie wollen herausfinden, welche Mutationen bei einem Virus man im Auge behalten sollte in der Hoffnung, potenzielle Pandemie-Verursacher früh erkennen zu können. Oder sie wollen neue Erkenntnisse gewinnen, mit denen sich bessere Impfstoffe oder Therapien entwickeln lassen. Oder sie sind einfach neugierig und ehrgeizig und wollen grundlegende biologische Mechanismen verstehen. Wissenschaftler können tausend Gründe haben, auch gefährliche Dinge zu tun.

Diese Art GOF-Forschung ist hochumstritten. 2012 sorgten Studien von zwei Forschergruppen für einen regelrechten öffentlichen Aufschrei. Sie hatten jeweils ein Influenzavirus H5N1, bekannt auch als Erreger der Vogelgrippe, genetisch so verändert, dass es plötzlich zwischen Säugetieren – und damit vermutlich auch zwischen Menschen – übertragen werden konnte. Ein bedenklicher Schritt, denn die Vogelgrippe ist für Menschen äußerst gefährlich. Bisher kam es zwar selten zu Ansteckungen von Vogel zu Mensch. Allerdings starb die Hälfte der Infizierten. Sollte ein von Mensch zu Mensch übertragbares Vogelgrippe-Virus aus dem Labor entweichen, könnte es zu einer äußerst tödlichen Pandemie kommen. In der *New York Times* erschien 2012 als Reaktion auf die Experimente ein Kommentar, der von einem »künstlich herbeigeschaffenen Weltuntergang« warnte.[17]

Bereits im Jahr nach den erschreckenden Influenza-Studien veröffentlichte eine chinesische Forschergruppe eine Arbeit, in der sie Teile des Erbguts des Vogelgrippevirus H5N1 mit denen eines anderen Influenzaerregers (H1N1) neu kombinierte. Denn anders als das Genom von Coronaviren besteht das von Influenzaviren nicht aus einem durchgehenden Stück RNA, sondern aus acht verschiedenen Segmenten, die man leicht neu zusammenstellen kann. Auch in diesem Fall konnte der Erreger sich plötzlich von Säugetier zu Säugetier ausbreiten und wurde ein Pandemie-Kandidat.[18] Diese riskante GOF-Forschung wurde im Anschluss von zahlreichen Kritikern unter Beschuss genommen. Die Debatte mündete in ein Moratorium der US-Regierung im Jahr 2014, durch das die Finanzierung von GOF-Experimenten mit Influenza-, SARS- und MERS-Viren ausgesetzt wurde. Allerdings wurde diese umstrittene Forschung drei Jahre später unter der Regierung von Donald Trump wieder zugelassen.

Ungeachtet dessen wurde auch an SARS-ähnlichen Viren weiterhin genetisch herummanipuliert. Mittlerweile berühmt ist ein Experiment des Teams um den Forscher Ralph Baric von der University of North Carolina, das 2015 bekannt wurde – Shi Zhengli ist bei der Publikation als Co-Autorin mit von der Partie.[19] Die Wissenschaftler nahmen eine an Mäuse angepasste Variante von SARS-CoV-1 und ersetzten in seinem Erbgut das Gen für das Spike-Protein durch das Spike-Gen eines anderen Coronavirus (SHC014-CoV), das in chinesischen Fledermäusen zirkulierte. Die Wissenschaftler zeigten, dass der Erreger an den ACE2-Rezeptor verschiedener Tiere und des Menschen binden sowie menschliche Lungenzellen befallen kann. Die Daten für das Spike-Protein des neuen Virus stammten übrigens aus China – zur Verfügung gestellt hatte sie Shi Zhengli aus der gewaltigen Sammlung des Wuhan Institute of Virology. Die Versuche selbst wurden jedoch in den USA durchgeführt.

Der Artikel von Ralph Baric und Mitarbeitern wird im März 2020 auf der Homepage der Zeitschrift, in der er erschienen ist, mit einem bemerkenswerten Hinweis versehen:

»Wir sind uns bewusst, dass dieser Artikel als Grundlage für unbestätigte Theorien verwendet wird, dass das neuartige Coronavirus, das COVID-19 verursacht, künstlich hergestellt wurde. Es gibt keine Beweise dafür, dass dies der Fall ist; Wissenschaftler halten ein Tier für die wahrscheinlichste Quelle des Coronavirus.«[20]

Es wird also darauf hingewiesen, dass es keine Evidenz dafür gibt, dass das Virus gentechnisch verändert wurde. Doch ist das nur die halbe Wahrheit. Es gibt nämlich auch keinen Beweis dafür, dass es das nicht wurde. Noch verstörender finde ich die Aussage: »Wissenschaftler halten ein Tier für die wahrscheinlichste Quelle des Coronavirus.« Soll »Wissenschaftler« pauschal andeuten, dass damit alle Wissenschaftler gemeint sind, oder sogar, dass, wer anderes denkt, kein Wissenschaftler ist? Ganz im Stile des *Lancet*-Briefes wird auch hier wieder klar, dass sein muss, was einzig sein darf: SARS-CoV-2 ist eine Zoonose.

Warum hat zu dieser Zeit niemand unter den führenden Virologen den Mut zuzugeben, dass die genaue Entstehung von SARS-CoV-2 unbekannt ist? Diese Frage quält mich seit dem Ausbruch der Pandemie.

Offenbar inspiriert durch den wissenschaftlichen Erfolg der Experimente von Ralph Baric sowie Kolleginnen und Kollegen schwappte die Welle der Gentransplantationsexperimente an Coronaviren bald auch ans WIV in Wuhan. Forscher erschufen dort im Jahr 2017 gleich mehrere neue Viren, indem sie im Genom eines SARS-ähnlichen Erregers das Gen für das Spike-Protein durch eine Reihe entsprechender Gene anderer SARS-ähnlicher Viren aus Fledermaushöhlen ersetzten. Zwei der zusammengeschusterten Gebilde konnten sich erfolgreich in menschlichen Zellen vermehren.[21] An dieser im Fachmagazin *PLoS Pathogens* erschienen Studie war Shi

Zhengli als maßgebliche Seniorautorin beteiligt, und – man ahnt es schon – auch Peter Daszak war mit im Boot. Als Editor fungierte Christian Drosten.

Allerdings ist umstritten, ob es sich bei diesen Experimenten um GOF-Forschung handelt. Jedoch ist hier definitorische Wortklauberei allenfalls von juristischem Interesse. Es zeigte sich, dass man in Wuhan willens und in der Lage war, SARS-ähnliche Viren genetisch sehr gezielt zu verändern.

Wie fortgeschritten die Technik mittlerweile ist, stellten Ende Februar 2020 eindrucksvoll Schweizer Wissenschaftler unter Beweis, als sie im Fachmagazin *Nature* stolz verkündeten, dass sie SARS-CoV-2 binnen weniger Tage im Labor nachgebaut hatten.[22] Bei dieser Arbeit ist Christian Drosten sogar als Co-Autor gelistet.

Die nötigen Hinweise, welche die verschiedenen Labor-Hypothesen stützen, sind also gegeben: In eben jener Stadt, in der ein zuvor unbekanntes Virus auftaucht, existiert mit dem Wuhan Institute of Virology ein renommiertes Labor, in dem Coronaviren nicht nur gesammelt und katalogisiert, sondern auch gentechnisch verändert werden. Zahlreiche Unfälle in derlei Anlagen sind historisch belegt – und Viren künstlich zu Pandemie-Erregern zu trimmen, ist technisch heutzutage ebenfalls kein Problem.

Doch das sind nicht die einzigen Indizien, welche die Labor-Hypothese plausibel machen. Im Erbgut von SARS-CoV-2 steckt eine Besonderheit, die bereits Anfang 2020 Misstrauen bei Forschern erregt. Auch bei einem gewissen Kristian Andersen, Immunologe und Mikrobiologe am Scripps Research Institute in Kalifornien. Das SARS-CoV-2-Genom sei mit einer Entstehung durch Evolution nicht vereinbar, glaubt er zunächst und spekuliert über künstliche Eingriffe. Doch ausgerechnet dieser Kristian Andersen wird kurz darauf, Anfang Februar 2020, unter bis heute ungeklärten Umständen eine 180-Grad-Wende vornehmen. Diese ist so radikal, dass er sogar einen Artikel verfasst, in dem er den Verdacht, SARS-CoV-2 könnte im Labor genetisch verändert worden sein, ein für alle Mal auszuräumen versucht. Dieser Text wird als »Andersen-Paper« berühmt.

Bereits der *Lancet*-Brief führt ihn als einen der neun angeblichen Belege für die Richtigkeit der Zoonose-Hypothese an. Doch als ich mir das Andersen-Paper und seine Argumente genauer anschaue, stehen mir die wenigen noch verbliebenen Haare zu Berge.

5 Eine unglaublich schlechte Studie

Das Rätsel um den Ursprung von SARS-CoV-2 ist gelöst – das jedenfalls entnimmt man im März 2020 den Schlagzeilen. »Das Virus stammt nicht aus dem Labor.«[1] »Forscher widerlegen Verschwörungstheorien.«[2] »Coronavirus ist kein Laborprodukt.«[3] Solche Aussagen finden sich in Publikationen, die nach allgemeiner Ansicht für Qualität stehen oder Autorität beanspruchen, von der *Neuen Züricher Zeitung* bis zur *Apotheken Umschau* und Ärzteblatt.de. Sie bleiben daher nicht ohne Wirkung in der Öffentlichkeit. Teilweise lassen sich die Autoren dabei zu Äußerungen hinreißen wie: »Immer wieder versuchen Verschwörungstheoretiker vor allem im Internet falsche Spuren zu legen.«[4] Oder: »Verschwörungstheorien zum Ursprung von Sars-CoV-2 halten sich hartnäckig. Jetzt haben Wissenschaftler jedoch nachgewiesen, dass der Erreger sich auf natürliche Weise entwickelte und nicht in einem Labor entstand.«[5] Ich ärgere mich sehr, wenn ich so etwas lese. Denn erstens habe ich gegen die Gleichsetzung von Zweiflern an der natürlichen Zoonose mit Verschwörungstheoretikern mittlerweile eine psychosoziale Allergie entwickelt, und zweitens ist für mich das kritische Hinterfragen scheinbar wissenschaftlicher Wahrheiten kein Legen »falscher Spuren«.

Die Lage der Pandemie in Deutschland ist zu diesem Zeitpunkt äußerst ernst, Ende März 2020 steigen die Fallzahlen weiter an. Es ist ungewiss, wohin das alles führen wird. Der Ursprung des Erregers ist nach wie vor ungeklärt. Umso erstaunter bin ich über die zahlreichen Berichte, dass SARS-CoV-2 mit Sicherheit nicht aus einem Labor sein soll. Dann wird mir klar, was der Auslöser ist:

ein Artikel, der zuvor im Fachmagazin *Nature Medicine* erschienen ist.[6] Schon sein Titel klingt vielversprechend: *The proximal origin of SARS-CoV-2*. Zu Deutsch: *Der unmittelbare Ursprung von SARS-CoV-2*. Verfasst ist er von fünf Forschern um den dänisch-amerikanischen Immunologen und Mikrobiologen Kristian Andersen, der als Erstautor fungiert. Natürlich bin in unglaublich neugierig, was die Kollegen herausgefunden haben. Vor allem interessiert mich, wie sie beweisen können, dass SARS-CoV-2 nicht in einem Labor entstanden oder aus einem Labor entkommen ist. Die auffällige Nähe der Labore in Wuhan spielt in dem Artikel überraschenderweise jedoch gar keine Rolle. Vielmehr nehmen die Autoren das Virus selbst unter die Lupe. Um genauer zu sein: sein Erbgut. Im Fokus stehen dabei zwei Besonderheiten im Genom von SARS-CoV-2. Beide betreffen sein Spike-Protein, also jene markanten Stacheln auf der Hülle, mit denen SARS-CoV-2 in Zellen eindringt.

Die erste Besonderheit betrifft die Spitze des Spike-Proteins, mit der das Virus an Zellen andockt, wie eine Raumkapsel an einer Station im All. Wie die Kapsel kann aber auch das Virus nur an bestimmten, passenden Stellen andocken – den schon erwähnten Rezeptor ACE2. Damit die Verbindung zur Zelle gut hält, sitzt auf dem Spike-Protein das Gegenstück zum Rezeptor, die sogenannte Rezeptorbindedomäne oder RBD. Und das ist die erste Auffälligkeit: Die RBD von SARS-CoV-2 passt erstaunlich gut auf den Rezeptor menschlicher Zellen. So gut, dass die Bindung um ein Vielfaches stärker ist als bei SARS-CoV-1 aus dem Jahr 2003.[7]

Ebenfalls erstaunlich ist: Von keinem anderen Säugetier, auch nicht den Fledermäusen, ist bekannt, dass die Bindung so stark ist wie beim Menschen.[8] Dabei gibt es so einige Tiere, die sich mit SARS-CoV-2 infizieren können: Nerze, Frettchen, Hamster, Hunde, Hauskatzen und Tiger, Löwen, Gorillas, der Südamerikanische Nasenbär, Otter, Tüpfelhyänen bis hin zu Weißwedelhirschen.[9] Die RBD von SARS-CoV-2 scheint aber vor allem für menschliche Zellen wie geschaffen.[10] Was seltsam ist, denn wenn das Virus unverändert aus dem Tierreich stammen soll, woher hat es dann diese Eigenschaft?

An dieser Stelle muss ich das Schuppentier erwähnen. Denn in diesem etwas merkwürdigen Insektenfresser wurden Coronaviren entdeckt, die SARS-CoV-2 verblüffend ähnlich sind. Anfang Februar hatten chinesische Wissenschaftler verkündet, dass das Erbgut der Tiere eine Ähnlichkeit von 99 Prozent aufweisen würde.[11] Die Entdeckung sorgte für Aufsehen, weil sie auch das Rätsel um den fehlenden Zwischenwirt bei der Übertragung von SARS-CoV-2 auf den Menschen schlagartig lösen könnte, glaubte man damals. Das vom Aussterben bedrohte Malaiische Schuppentier (*Manis javanica*) wird in China schließlich wegen seines Fleisches und seiner Schuppen geschätzt, die als medizinisches Heilmittel gelten, und daher leider trotz Verboten immer wieder aus Südostasien ins Land geschmuggelt.[12]

Anfang 2020 avancierte das im englischsprachigen Raum Pangolin genannte Tier zum Medienstar, weil es den Ursprung der Pandemie zu erklären schien. Mehrere Studien zum Pangolin-CoV wurden veröffentlicht.[13] Doch bald machte sich Enttäuschung breit. Denn die angeblich große Ähnlichkeit zu SARS-CoV-2 bezog sich nur auf die RBD des Spike-Proteins. Insgesamt gleichen sich die Genome beider Viren aber nur zu 91 Prozent.[14] Damit war klar, dass das Schuppentier-Coronavirus kein Vorgänger von SARS-CoV-2 sein kann, der Wunsch nach rascher Erklärung für den Ursprung von COVID-19 platzte.

Nicht jedoch für Kristian Andersen und seine Kollegen, die den Artikel *The proximal origin of SARS-CoV-2* verfassten. Denn für sie ist das Schuppentier-Coronavirus der Beleg dafür, dass SARS-CoV-2 auf ganz natürliche Weise entstanden ist.

Bevor ich darauf näher eingehe: Es gibt noch eine zweite Besonderheit, die früh im Erbgut von SARS-CoV-2 aufgefallen war.[15] Sie befindet sich ebenfalls am Spike-Protein, aber diesmal genau zwischen den beiden Untereinheiten, in die es sich aufteilen kann. Der obere Teil des Spike-Proteins ist für das Andocken zuständig. Sitzt er fest am Rezeptor, wird er abgetrennt. Das gehört zum Plan des Virus, denn der zuvor verborgene Teil liegt dann frei und kann eine entscheidende Verwandlung vollziehen. Es streckt sich, schießt wie eine Harpune in Richtung Zellmembran und bohrt sich in diese hinein. Dann wickelt sich das Spike-Protein wieder auf und zieht das Virus dadurch so nah an die Zelle heran, bis beide miteinander verschmelzen. Der Weg für das Erbgut des Virus ist nun frei, es wird in die Zelle katapultiert und setzt dort einen Mechanismus in Gang, der aus der Zelle eine Virusfabrik macht.

Aber damit das Spike-Protein sein Kunststück vollführen kann, muss es vorher durch zwei Schnitte an den richtigen Stellen aufgetrennt werden. Ein Schnitt erfolgt nach dem Andocken durch ein Enzym mit dem Namen TMPRSS2, das sich auf der Oberfläche menschlicher Zellen befindet. Ebenso wichtig ist ein anderer Schnitt, der jedoch gleich bei der Entstehung neuer Viren durch ein Protein namens Furin gemacht wird, bevor SARS-CoV-2 seine Geburtszelle verlässt. Dieses Scharfmachen der Spike-Proteine durch Furin wird als wesentlicher Grund für die hohe Ansteckungsfähigkeit von SARS-CoV-2 erachtet.[16]

Jedenfalls zeigten Versuche an Frettchen, dass das Virus erheblich an Schlagkraft einbüßt, wenn die Furin-Schnittstelle – jener Teil des Spike-Proteins, an dem das Furin das Spike-Protein durchtrennt – nicht mehr da ist.[17] Auch wird vermutet, dass durch Furin geschnittene Spike-Proteine benachbarte Zellen zum Verschmelzen zwingen können. Auf diese Weise entstehen mehrkernige Zellmonster, die große Mengen neuer Viren ausstoßen.

Doch so beeindruckend diese Furin-Schnittstelle bei SARS-CoV-2 auch ist, so ominös ist ihre Herkunft. An sich ist sie keine Seltenheit bei Viren, sie kommt etwa bei HIV, der Vogelgrippe und Ebola vor. Auch humane Coronaviren wie MERS, HKU1 und OC43 besitzen sie, allerdings sind sie mit SARS-CoV-2 nur entfernt verwandt.[18] Die beide nächsten bekannten Verwandten, die SARS-ähnlichen Fledermaus-Coronaviren RaTG13[19] und BANAL-52,[20] haben allerdings keine Furin-Schnittstelle. In seiner gesamten näheren Verwandtschaft, den sogenannten Sarbecoviren, ist SARS-CoV-2 das einzige Virus mit einer Furin-Schnittstelle.

Das sind zunächst die Fakten. Sie werfen die berechtigte Frage auf: Wieso ist SARS-CoV-2 so ungewöhnlich aufgebaut? Denn sein Erbgut wirkt wie eine seltsame Neukombination (Rekombination) verschiedener anderer Viren, so dass ein wahrer Virus-Wolpertinger entstanden ist.

Es gibt zwei mögliche Gründe dafür. Der erste ist, dass das Erbgut des Virus sich auf natürlichem Wege durch bekannte Prozesse wie Mutation, Selektion, Rekombination oder genetischer Drift entwickelt hat. Die zweite Möglichkeit: SARS-CoV-2 erlangte seine besonderen Eigenschaften durch genetische Manipulation. Beides ist denkbar. Aber welche von beiden Möglichkeiten trifft zu?

Genau darauf glauben Kristian Andersen und seine Kollegen bereits im Frühjahr 2020 eine endgültige Antwort gefunden zu haben. Und sie machen es nicht sehr spannend. Nach nur wenigen Sätzen in ihrem Artikel *The proximal origin of SARS-CoV-2* schreiben sie:

»Unsere Analysen zeigen eindeutig, dass es sich bei SARS-CoV-2 nicht um ein Laborkonstrukt oder ein absichtlich manipuliertes Virus handelt.«[21]

Ich bin verblüfft. Wie kommen die Forscher zu dieser eindeutigen Aussage? Als ich mir den Artikel genauer ansehe, traue ich meinen Augen kaum. Was darin zu lesen ist, ist alles andere als ein Beleg, es ist nach meiner Einschätzung eine Frechheit. Dieser Artikel strotzt aus meiner Sicht nur so vor voreiligen Schlussfolgerungen, falschen Tatsachenbehauptungen und logischen Fehlschlüssen.

Aber der Reihe nach. Sehen wir uns die Argumente der Autoren in Ruhe an. Nummer eins:

»Während (...) Analysen darauf hindeuten, dass SARS-CoV-2 menschliches ACE2 mit hoher Affinität binden kann, sagen Berechnungen voraus, dass die Interaktion nicht ideal ist (...). Somit ist die hochaffine Bindung des SARS-CoV-2-Spike-Proteins an menschliches ACE2 höchstwahrscheinlich das Ergebnis einer natürlichen Selektion auf ein menschliches oder menschenähnliches ACE2 (...). Dies ist ein starker Beweis dafür, dass SARS-CoV-2 nicht das Produkt einer gezielten Manipulation ist.«[22]

Das erste Argument bezieht sich auf die auffallend hohe Bindekraft, mit der das Spike-Protein an menschlichen Zellen haftet. Diese sei zwar hoch, schreiben die Autoren, aber »nicht ideal«. Und aus diesem Grund müsse sich die RBD durch natürliche Selektion entwickelt haben. Das Argument ist zum Haareraufen. Kein menschliches Erzeugnis ist ideal, weder einfache Dinge wie Heißwasserkocher noch komplexe Maschinen wie Flugzeuge, Autos oder Kohlekraftwerke. Nicht ohne Grund werden alleine in Deutschland jedes Jahr PKWs im unteren einstelligen Millionenbereich zurückgerufen. Und die mangelnde Perfektion von Kohlekraftwerken dürfte allgemein bekannt sein. Kurzum: Alles, was künstlich erschaffen wurde, weist in irgendeiner Hinsicht Mängel auf.

Das Idealitätsargument offenbart seine ganze Sinnlosigkeit, wenn man es herumdreht. Was wäre, wenn Forscher ein Virus erzeugen wollten, das eine starke, ideale Bindekraft aufweisen soll, aber aufgrund von Fehlern im Vorgehen oder schlicht Unfähigkeit nur ein Virus mit einer mittelmäßigen Bindekraft hervorbrächten? Folgt man der Argumentation im Andersen-Artikel, hätte das Experiment gar nicht stattfinden können, weil das Ergebnis nicht ideal ist.

Noch fragwürdiger ist die Aussage unter evolutionsbiologischer Sicht. »Nicht-ideale« Passung wäre ja nach Ansicht der Autoren ein Hinweis auf Entstehung durch natürliche Evolution. Den meisten Menschen dürfte dies sehr bemerkenswert erscheinen, denn viele kennen jene Tier- und Naturfilme, in denen die angeblich perfekte Anpassung von Lebewesen an deren Lebensraum beschrieben wird: Der Kaktus sei angeblich perfekt an das Leben in der Wüste, die Giraffe an die Savanne und der Tiefseefisch an die düsteren Abgründe der Ozeane angepasst. Tatsächlich kann es keine perfekte Anpassung geben, weil sich die Umwelt, zu der auch andere Lebewesen zählen, stetig wandelt. Jedes Lebewesen hinkt in seiner Anpassung der Perfektion stets hinterher. Oftmals kommt es sogar zu regelrechten Rüstungswettläufen zwischen Parasit und Wirt oder Räuber und Beute. Wenn die Gazelle es schafft, schneller zu laufen, muss dies auch dem Löwen gelingen – oder er muss andere Jagdmethoden entwickeln, wenn er nicht verhungern will. Evolution ist ein niemals endender Änderungsprozess, eine ideale Anpassung kann niemals erreicht werden. Das heißt: Jeder Zustand ist »nicht ideal«.

Doch die Autoren um Kristian Andersen lassen sich zu einem unzulässigen Umkehrschluss hinreißen, wenn sie behaupten, mangelnde Perfektion sei deshalb ein eindeutiger Hinweis auf natürliche Evolution. Tatsache ist: Aus der Güte einer Anpassung und Funktionalität kann man nicht auf die Art der Entstehung – künstlich oder natürlich – schließen.

Aber es ist nicht die einzige Stelle in dem Artikel, die mir aufstößt. Die Autoren bringen schließlich noch die erwähnten nahen Virusverwandten ins Spiel:

»Obwohl das Fledermausvirus RaTG13 im gesamten Genom SARS-CoV-2 am nächsten kommt, weisen einige Schuppentier-Coronaviren eine starke Ähnlichkeit mit SARS-CoV-2 im RBD auf (...). Dies zeigt deutlich, dass das SARS-CoV-2-Spike-Protein, das für die Bindung an das menschenähnliche ACE2 optimiert ist, das Ergebnis einer natürlichen Selektion ist.«[23]

Erneut scheinen sich Andersen und seine Mitstreiter sicher zu sein, die Sache festgeklopft zu haben. Sie räumen zwar ein, dass RaTG13, obwohl zu diesem Zeitpunkt der nächste bekannte Verwandte von SARS-CoV-2, nicht dieselbe RBD aufweist. Doch zum Glück gibt es das Schuppentier-Coronavirus. Wenn dessen RBD auf natürliche Weise entstehen konnte, muss es auch bei SARS-CoV-2 auch so gewesen sein. Das eine bedingt aber das andere nicht. Umgekehrt könnte man argumentieren: Wenn ein Unfall mit einem Virus eine Pandemie auslösen kann wie im Jahr 1977, dann wird es auch bei COVID-19 so gewesen sein. Das ist allerdings genauso ein unzulässiges Argument. Dass etwas irgendwie gewesen sein kann, macht es nicht zur historischen Tatsache. Jeder Geschichtswissenschaftler, jeder Kriminalkommissar wird dem zustimmen. Und hier geht es um ein historisches Ereignis: den Ursprung von SARS-CoV-2. Da will die Welt am Ende wissen, wie es war, nicht nur, wie es gewesen sein könnte.

Auch die Furin-Schnittstelle – in dem Andersen-Artikel als »poly-basic cleavage site« bezeichnet – knöpfen sich die Autoren vor. Zur Erinnerung: Unter den Sarbecoviren gibt es sie nur bei SARS-CoV-2, was zunächst einmal auffällig, wenn nicht gar verdächtig ist. Erneut greifen die Autoren zu einer Schlussfolgerung, die zwischen den Zeilen mehr behauptet, als tatsächlich ausgesagt wird:

»Mutationen, Insertionen und Deletionen können in der Nähe der S1-S2-Verbindung von Coronaviren auftreten, was zeigt, dass die polybasische Spaltstelle durch einen natürlichen Evolutionsprozess entstehen kann.«[24]

Erneut: Nur weil eine Mutation bei anderen Coronaviren auf natürliche Weise entstehen kann, ist das kein Beleg dafür, dass sie auch bei SARS-CoV-2 auf diese Weise entstanden sein muss. Keines-falls schließt es aus, dass die Furin-Schnittstelle künstlich im Labor erzeugt wurde. Und definitiv hätte sie nach dem Stand der moleku-larbiologischen Technik, insbesondere der Reversen Genetik, mit Leichtigkeit im Labor erzeugt werden können. Mit ihrer Hilfe wird ein Gen gezielt verändert, um dann zu untersuchen, wie sich die vom Menschen geschaffene Variante auf ein Lebewesen oder ein Virus – genauer, seinen Phänotyp – auswirkt. Damit möchte man etwas über die Funktion des Gens erfahren. Es läuft also genau um-gekehrt – daher »reverse«, englisch für »umkehren« – wie bei der herkömmlichen Genetik ab. Bei Letzterer geht man von erblichen Veränderungen in der Erscheinung des Phänotyps aus, um dann etwas über das mutierte Gen zu erfahren.

Mittels Reverser Genetik kann man mittlerweile nahezu beliebige genetische Veränderungen erzeugen. Dass eine Besonderheit im Erb-gut auch auf natürliche Weise auftritt, ist heutzutage also kein Beweis mehr dafür, dass sie auch wirklich auf natürliche Weise entstanden ist. Als ob die Autoren sich dessen dann doch bewusst sind, schreiben sie am Ende des Artikels nicht mehr von schlagkräftigen und ein-deutigen Beweisen, sondern äußern sich plötzlich zurückhaltender:

»Da wir jedoch alle bemerkenswerten Merkmale von SARS-CoV-2, einschließlich der optimierten RBD und der polybasischen

Spaltstelle, bei verwandten Coronaviren in der Natur beobachtet haben, glauben wir nicht, dass irgendeine Art von laborgestütztem Szenario plausibel ist.«[25]

Die Autoren »glauben« also nicht, dass SARS-CoV-2 in einem Labor erschaffen wurde. Eine erstaunliche Wandlung innerhalb weniger Absätze. Aus einer Beweisführung wird eine Abhandlung über Glaube und Plausibilität. Mit Wissenschaft hat das nicht mehr viel zu tun. Aus meiner Sicht ist es eine unglaublich schlechte Studie. Doch in der öffentlichen Wahrnehmung bleibt im März 2020 hängen, dass die Labor-Hypothese, die in Medien verkürzt Labor-These genannt wird, entkräftet wurde. Die Berichterstattung richtet sich fortan daran aus, und auch viele Forscher folgen ihr. Die Sache scheint erledigt. Wuhan und die seltsame Nähe der dortigen Labore sind weit weg.

Ich kann nicht fassen, dass einem angesehenen Professor für Immunologie und Mikrobiologie solche Fehler unterlaufen können. Daher glaube ich auch nicht, dass es wirklich Schnitzer sind, sondern nehme eine sehr einseitige, interessengesteuerte Interpretation von sehr interessanten Daten an, die aber eine ausgewogenere, kritischere Analyse verdient hätten.

Erst mehr als ein Jahr später werde ich erfahren, dass Kristian Andersen aus den Auffälligkeiten im Erbgut von SARS-CoV-2 tatsächlich zunächst etwas ganz anderes gefolgert hatte. Am 31. Januar 2020 schrieb er eine erstaunliche E-Mail an den berühmten US-Immunologen Anthony Fauci, Berater von bislang sieben amerikanischen Präsidenten. Darin spricht Andersen von »ungewöhnlichen Eigenschaften des Virus«, die »(möglicherweise) künstlich hergestellt« aussehen. Das Genom sei aus seiner Sicht »unvereinbar mit den Erwartungen der Evolutionstheorie«.[26] Doch nach einer Telefonkonferenz am folgenden Tag mit Fauci und anderen internationalen Experten, darunter auch Christian Drosten,[27] änderte Andersen seine Meinung wieder. Er wurde vom Zweifler an der Zoonose-Hypothese zu deren Verfechter.

Aber kann man anhand des Genoms alleine überhaupt erkennen, ob das Virus in einem Labor manipuliert wurde? Einige Experten, die das herausfinden wollten, haben sich die Furin-Schnittstelle genau angesehen. Es gibt keine völlig präzise Definition so einer Schnittstelle, eine minimale Anforderung sind wohl vier Aminosäuren, bei denen die erste und die letzte Arginin (R) sein müssen, die mittleren können beliebig (X) sein: R-X-X-R.[28] Da jede Aminosäure gemäß genetischem Code von einem Codon aus drei Genbuchstaben (Nukleotiden) kodiert wird, braucht man für die Kodierung einer Furin-Schnittstelle also mindestens zwölf Nukleotide.

Im Unterschied zu seinen nächsten Verwandten besitzt SARS-CoV-2 in seinem Spike-Protein die vier zusätzlichen Aminosäuren P-R-R-A, die erst mit einem bereits vorhandenen R (Arginin) die Reihe P-R-R-A-R bilden – aus den hinteren vier Aminosäuren (R-R-A-R) entsteht die Furin-Schnittstelle. Die vier zusätzlichen Aminosäuren werden also von zwölf neu in SARS-CoV-2 auftauchenden Nukleotiden kodiert.

Doch hier ist etwas merkwürdig. Die ersten beiden R (Arginin) im R-R-A-R werden jeweils durch das Codon CGG kodiert. Seltsam ist das deshalb, weil Arginin zwar durch sechs verschiedene Codons kodiert werden kann, aber ausgerechnet die Kombination CGG ist im Erbgut von SARS-CoV-2 äußerst selten – und kommt dann auch gleich zweimal hintereinander vor. In Zellen von Menschen und Tieren hingegen existiert das CGG-Codon häufiger.

Forscher nutzen bei Genexperimenten gerne für den Wirt optimierte Codons – im Fall von Viren bieten sich also solche an, die im Menschen häufiger sind, eben wie CGG. Das macht die beiden CGG im Erbgut von SARS-CoV-2 an der ohnehin schon ungewöhnlichen Furin-Schnittstelle natürlich verdächtig. Der Virologe und Nobelpreisträger David Baltimore wird später von einer »Smoking Gun« (»rauchender Colt«) sprechen, im Englischen ein Ausdruck für den entscheidenden Beweis bei Ermittlungen. Auch in meiner Arbeitsgruppe an der Universität Jena stellen wir später Berechnungen dazu an, wie wahrscheinlich die natürliche Entstehung der zwölf neuen Nukleotide ist, unter besonderer Berücksichtigung der zweimal hintereinander im Erbgut von SARS-CoV-2 auftauchenden

CGG-Codons. Es gelingt uns allerdings nicht, nachzuweisen, dass eine natürliche Entstehung so unwahrscheinlich ist, dass sie praktisch ausgeschlossen werden kann. Und als dann auch noch der an den Untersuchungen beteiligten Studentin aus Südkorea bei dem Thema plötzlich nicht mehr »ganz wohl ist«, geben wir weitere Bemühungen in dieser Richtung auf. Baltimore wird seine Aussage von der »Smoking Gun« später revidieren.[29]

Die Furin-Schnittstelle taugt nach bisherigem Wissen also nicht als Beweis für eine künstliche Manipulation von SARS-CoV-2. Auch das Spike-Protein mit seiner auffällig gut an die menschlichen Rezeptoren angepassten RBD könnte durchaus das Ergebnis natürlicher Selektion sein. Insofern haben Andersen und seine Kollegen nicht Unrecht, wenn sie auf das Schuppentier-Coronavirus verweisen. Unrecht haben sie jedoch mit der Schlussfolgerung, dass eine genetische Manipulation damit widerlegt ist. Sie interpretieren existierende Daten sehr auffällig stets in eine bestimmte, vielleicht von ihnen bevorzugte Richtung: die natürliche Zoonose.

Eine andere, viel wichtigere Auffälligkeit in Bezug auf die nächsten Virusverwandten von SARS-CoV-2 erwähnen die Autoren um Andersen nur beiläufig. Das Genom von RaTG13 ist nur zu 96,2 Prozent identisch mit dem von SARS-CoV-2. Das hört sich zunächst nach viel an, ist im konkreten Fall aber ziemlich wenig. Das Erbgut des Menschen ist etwa zu 99 Prozent mit dem des Schimpansen identisch[30] (zumindest, wenn man bestimmte Unterschiede ausblendet), was deutlich macht, welche Distanz zwischen RaTG13 und SARS-CoV-2 liegt. Der letzte gemeinsame Vorfahre von Menschen und Schimpanse lebte vor 6 bis 7 Millionen Jahren.

Bei Viren läuft Evolution zwar deutlich schneller ab, dennoch existierte der letzte gemeinsame Vorfahre von SARS-CoV-2 und RaTG13 nach übereinstimmenden Berechnungen vor etwa 50 Jahren.[31] Eine verdammt lange Zeit für ein Virus und eines der größten Rätsel um den Ursprung der COVID-19-Pandemie: Wo sind all die unmittelbaren Vorfahren von SARS-CoV-2? Dieses Virus scheint wie aus dem Nichts gekommen zu sein.

Auch wenn es Kristian Andersen und seinen Kollegen nicht gelingt, mit ihrem Artikel *The proximal origin of SARS-CoV-2* eine Entstehung durch eine natürliche Zoonose nachzuweisen und damit einen Ursprung im Labor zu widerlegen, wird das durch deren einseitige Interpretationen und die irreführende Berichterstattung in den Medien von der breiten Öffentlichkeit anders wahrgenommen. Seit März 2020 gilt es dank dem sogenannten Andersen-Paper als ausgemacht, dass SARS-CoV-2 auf natürlichem Wege entstanden ist. Dazu hat diese unglaublich schlechte Studie genauso beigetragen wie der *Lancet*-Brief, der den Begriff der »Verschwörungstheorie« erst richtig manifestierte.

Beide Veröffentlichungen übertönen eine unvoreingenommene Debatte über den tatsächlichen Ursprung dieser immer weiter um sich greifenden Pandemie. Und jeder Forscher, der Zweifel äußert, findet sich nun unweigerlich in einer Ecke mit Verschwörungsgläubigen und anderen Radikalen – und natürlich dem damaligen US-Präsidenten Donald Trump. Die wissenschaftliche Debatte wird auf eine Weise unterdrückt, die mich erschaudern lässt.

Doch was kann ich dagegen tun? frage ich mich. Denn soweit ich es Ende März 2020 sehe, wagt es kein seriöser Wissenschaftler, die nun als »wahr« geltende Zoonose-Hypothese öffentlich zu hinterfragen. Dabei gibt es mittlerweile ausreichend Grund, an ihr zu zweifeln. Auch wenn das Erbgut von SARS-CoV-2 keine Beweise für eine genetische Manipulation liefert, beinhaltet es doch so auffällige Besonderheiten, dass die Möglichkeit in Erwägung gezogen werden muss. Und nicht zu vergessen die sonderbare Nähe der Labore in Wuhan zum Ort des Ausbruchs. Mir lässt das alles keine Ruhe. Und nachdem im April 2020 die Debatte um den Ursprung von SARS-CoV-2 immer mehr zum Erliegen kommt, beschließe ich, etwas dagegen zu unternehmen.

6 Mein erster Brief an *Nature*

Eine gute Stunde Bahnfahrt von Jena entfernt liegt das Bauernkriegsmuseum in Mühlhausen. Meine Lebensgefährtin und ich hatten es Anfang Februar 2020 zum ersten Mal mit unseren Kindern besucht, wenige Woche also, bevor die Pandemie das Land erfasste. Ich hatte es mir seit Langem vorgenommen, die Ausstellung über die Aufstände der Bauern um das Jahr 1525 anzuschauen, denn für die Konstellation »David gegen Goliath« hatte ich schon immer ein Faible. Die ausgebeuteten und rechtlosen Feldarbeiter setzten sich damals zur Wehr, obwohl sie eigentlich keine Chance auf den Sieg hatten. Allerdings war ich enttäuscht, als ich bei dem Besuch des Museums in der alten Kornmarktkirche erfahren musste, dass die aufständischen Bauern nicht nur an mangelnder Kampferfahrung und zahlenmäßiger Unterlegenheit, sondern vor allem an ihrer Uneinigkeit und mangelnden Disziplin gescheitert sind. Einmal mehr sah ich meine Überzeugung bestätigt, dass es nicht reicht, einfach nur für die Wahrheit oder eine gerechte Sache einzutreten. Um erfolgreich zu sein, muss man sein Anliegen auch zur rechten Zeit, mit den richtigen Mitteln und gut organisiert vorantreiben.

Mittlerweile ist es Mai 2020, doch von einem Aufstand gegen das vorherrschende Dogma einer Zoonose ist nichts zu bemerken. Dabei mangelt es nicht an Wortmeldungen zu allen möglichen Aspekten von SARS-CoV-2. Experten aus zuvor wenig populären Forschungszweigen wie Virologie, Infektionsbiologie und Epidemiologie kommen täglich in Fernsehen, Online-Nachrichten, Zeitungen und Zeitschriften zu Wort. Das bleibt nicht ohne Wirkung, auch in

Alltagsgesprächen tauchen plötzlich Begriffe wie Inzidenz, R-Wert und Herdenimmunität auf, die zuvor kaum jemand kannte. Das Land ist völlig vereinnahmt von der Pandemie und saugt alles an Wissen über »Corona« wie ein Schwamm auf.

Mit Abstand am meisten erwähnt und zitiert wird Christian Drosten, Mitarbeiter der Berliner Charité. Omnipräsent ist auch der Chef des Robert-Koch-Instituts, Lothar Wieler, der nach anfänglicher Zurückhaltung nun immer eindringlicher vor dem Virus warnt. Die Virologinnen und Virologen Melanie Brinkmann, Hendrik Streeck, Alexander Kekulé und Jonas Schmidt-Chanasit sind Dauergäste in Talkshows und erreichen damit etwas, was sonst vor allem Schauspielern und Popstars vorbehalten ist: Prominentenstatus. Inhaltlich geht es um Masken, Maßnahmen, das Gesundheitssystem und wann das endlich alles endet. Doch die Frage, wie das alles anfing, was der Auslöser dieser globalen Katastrophe war, kommt in den Medien nur selten auf. Und wenn, dann muss als Erklärung nach wie vor der Huanan-Markt in Wuhan herhalten, auf dem SARS-CoV-2 angeblich von einem Tier auf den Menschen übersprang – halt ein ganz natürlicher Vorgang.

Doch gerade die Erzählung vom Huanan-Markt als Ort des Ursprungs der Pandemie bekommt im Frühling 2020 erste Risse. Denn die entscheidende Frage bleibt, von welchem Tier das Virus auf den Menschen überging. Einig sind sich Forscher, dass Fledermäuse der Ursprungswirt sind. Aufsehen erregte deshalb Anfang 2020 ein Video, auf dem junge Chinesinnen beim Verspeisen einer Fledermaus zu sehen sind. Doch es stellte sich heraus, dass die Bilder 2017 auf der Pazifikinsel Palau entstanden waren. In Wuhan gelten Fledermäuse hingegen nicht als Delikatesse. Und schnell setzt sich die Ansicht durch, dass SARS-CoV-2 nicht direkt aus einer Fledermaus stammt, sondern einen Zwischenwirt nutzte. Denn auch bei SARS-CoV-1 und MERS-CoV dienten Schleichkatzen beziehungsweise Kamele den Fledermaus-Coronaviren als Sprungbrett zum Menschen.

Doch im Fall von SARS-CoV-2 stellt sich die Suche nach dem Zwischenwirt rasch als schwierig heraus. Eine Studie chinesischer

Forscher[1] bringt sogar Schlangen ins Spiel, die tatsächlich auf dem Huanan-Markt gehandelt wurden. Doch aller Erfahrung nach ist es höchst unwahrscheinlich, dass sich kaltblütige Reptilien bei einem nur entfernt verwandten, warmblütigen Säugetier anstecken. Das Schuppentier gilt eine Zeit lang ebenfalls als möglicher Zwischenwirt. Doch das in ihm gefundene Coronavirus hat, wie ich es schon geschildert habe, zu wenig Ähnlichkeit mit SARS-CoV-2, um dessen Vorgänger sein zu können.[2]

Welches Tier war es also dann? Nach der Schließung des Huanan-Marktes am 1. Januar 2020 wurden Hunderte Proben von zum Teil tiefgefrorenen Tieren rund um die Verkaufsstände genommen. Auch Katzen, Hunde und Ratten wurden auf SARS-CoV-2 getestet. Doch in keinem einzigen Tier fand man das Virus. Die Suche nach dem Zwischenwirt, das entscheidende Puzzleteil für die Zoonose-Hypothese, endete in einer Sackgasse.

Auch andere Umstände nähren Zweifel am Huanan-Markt als Schauplatz einer Zoonose. Denn wie sich herausstellte, hatten viele der frühen COVID-19-Patienten in Wuhan gar nichts mit dem Markt zu tun.[3] Im Mai 2020 ändert schließlich auch China seine Position. Der Direktor der chinesischen Seuchenschutzbehörde, Dr. George Fu Gao, erklärt den Huanan-Handelsplatz nun zu »einem der Opfer« des neuen Coronavirus – und nicht zu seinem Ursprung. Es scheint also, als wäre das Areal lediglich Schauplatz einer der ersten Massenübertragungen gewesen, die auch in den Medien wegen der häufigen Erwähnung durch Virologen bald nur noch als Superspreader-Ereignisse bezeichnet werden. Das ist schon gar nicht mehr weit von meiner Annahme entfernt, dass möglicherweise ein infizierter Mitarbeiter des WIV einfach mal auf dem Markt einkaufen war. Mehr als ein Jahr später wird die Huanan-Markt-Hypothese eine unerwartete Renaissance erleben. Allerdings wieder ohne nachweislichen Zwischenwirt. Dazu später mehr.

Trotz dieser zahlreichen Unstimmigkeiten sind es im Mai 2020 keine Wissenschaftler, sondern Politiker, welche die Zoonose-Hypothese öffentlich infrage stellen. Allen voran der damalige US-Präsident Donald Trump, der offenbar einen Schuldigen für die Pandemie sucht. Die Hypothese von einem Laborunfall in China kommt ihm dabei offenbar gelegen. Allerdings hat Trump in Deutschland und anderswo einen so schlechten Ruf, dass fast jedes Wort von ihm reflexartig als Unsinn abgetan wird. Was nachvollziehbar ist, hatte er doch vorgeschlagen, Menschen Desinfektionsmittel als Behandlung gegen COVID-19 zu injizieren. Streng logisch gedacht, handelt es sich bei der Ablehnung Trumps Äußerung allerdings um einen unzulässigen Schluss – denn warum sollte dieser Mann, der täglich jede Menge Unsinn erzählt und über Twitter verbreitete, nicht auch einmal mehr oder weniger (zufällig) recht haben? Flankiert wird Trump bei der Verbreitung der Laborunfall-Hypothese von seinem damaligen Außenminister Mike Pompeo und weiteren Personen aus dem rechtskonservativen politischen Lager in den USA.

Es ist aber nicht nur Trumps zweifelhafter Ruf, sondern auch das Schweigen der restlichen Wissenschaft, welches alternativen Hypothesen zu einem natürlichen Ursprung von SARS-CoV-2 kaum Raum lässt. In seinem mittlerweile berühmten NDR-Podcast spricht Virologe Drosten im Mai 2020 immer noch vom »Verschwörungsbereich«, wenn es um einen möglichen Laborursprung geht.[4] Der Anlass: Im April hatte sich zuvor ein anderer berühmter Virologe, der inzwischen verstorbene Luc Montagnier, für die Laborunfall-Hypothese ausgesprochen. Montagnier hatte im Unterschied zu Trump einiges an Renommee vorzuweisen, war Mitentdecker des AIDS-Virus HIV und wurde dafür 2008 mit dem Nobelpreis für Medizin ausgezeichnet. Montagniers Wortmeldung sorgte für Aufsehen, doch seine Behauptung, es würden Spuren von HIV im Erbgut von SARS-CoV-2 existieren, die ein Hinweis auf eine gezielte Manipulation seien, erweist sich als unhaltbar. Grundlage war offenbar eine umstrittene Studie indischer Forscher, die schließlich zurückgezogen wurde.[5] Es sind solche Episoden, die der Laborunfall-Hypothese im Auge der Öffentlichkeit nicht gerade zu mehr Glaubwürdigkeit verhelfen.

Weitere Virologen halten sich zum Ursprungsthema bedeckt, wofür es meiner Ansicht nach auch andere Gründe gibt. Gerade in relativ kleinen oder sehr gut etablierten Fachgebieten sind die meisten Experten über diverse Kontakte, die man etwas bösartig Seilschaften nennen könnte, miteinander verbunden. Das zeigt sich deutlich in der Coronavirus-Forschung. Ein hervorragendes Beispiel ist die bereits erwähnte Studie, in der Forscher aus Wuhan verschiedene SARS-ähnliche Viren im Labor miteinander kombiniert hatten.[6] Letztautorin der Studie ist Shi Zenghli, die »Batwoman« aus Wuhan. Peter Daszak ist ebenfalls unter den Autoren, die von ihm geführte EcoHealth Alliance hatte das Projekt mitfinanziert. Christian Drosten wird als Editor aufgeführt, ein wichtiger Posten bei einer solchen Dokumentation. Ein Editor organisiert für eine wissenschaftliche Zeitschrift den Begutachtungsprozess und trifft die letzte Entscheidung über Annahme oder Ablehnung des Manuskripts. Zur Erinnerung: Daszak war auch der Organisator des unverschämten *Lancet*-Briefs, Drosten einer der 27 Unterzeichner. Kaum zu übersehen also, wie eng die Bande von Corona-Virologen.

Und diese Verbindungen haben für Forscher eine große Bedeutung. Denn in vielen Forschungsgebieten muss man komplizierte Experimente machen, doch gute Tests sind teuer und die meisten wissenschaftlichen Einrichtungen knapp bei Kasse. Forscher müssen aus diesem Grund oft mittels aufwändiger Anträge sogenannte Drittmittel einwerben, also Geld aus der öffentlichen Förderung, zum Teil auch aus der Privatwirtschaft. Dafür muss ihr Projekt zum einen überzeugen. Zum anderen müssen sie auch einen Namen auf ihrem Arbeitsgebiet haben oder zumindest auf einem guten Weg dahin sein. Wie erreicht man das? Am besten durch möglichst viele Publikationen in möglichst renommierten Zeitschriften. Zu den angesehensten zählen *Nature* und *Science*.

Doch jetzt kommen soziodynamische Aspekte ins Spiel: Sowohl Anträge auf Drittmittel als auch zur Publikation eingereichte Manuskripte werden in der Regel von anderen Experten – also von Kolleginnen und Kollegen aus demselben Fachgebiet – begutachtet, zumeist anonym. Forscher finden sich also auf beiden Seiten wieder:

Sie sind einmal Antragsteller und reichen Manuskripte ein. Bei anderer Gelegenheit begutachten sie selbst Anträge und Manuskripte von Kollegen. Statt eines gnadenlosen Konkurrenzkampfes ist das Wissenschaftlerleben also eher eine Balance aus Wettbewerb und gegenseitiger Unterstützung.

Besonders ausgeprägt ist das in einem sehr kleinen Arbeitsgebiet wie der Coronavirus-Forschung, wo fast jeder jeden kennt und man sich regelmäßig persönlich auf Tagungen trifft. Das kann zu einer Art Korpsgeist und Wagenburgmentalität führen nach dem Motto, eine Krähe hackt der anderen kein Auge aus. Es können sogar Interessenskonflikte entstehen, was in kritischen Fragen eine Mauer des Schweigens zur Folge haben kann.

Aber nicht nur vom verbalen Stillhalten der Virologen bin ich im Frühjahr 2020 maßlos enttäuscht, sondern auch von Journalisten. Wie viele andere sehe ich die Medien, insbesondere Rundfunk und Presse, als eine Art vierte Gewalt im Staat an. Als diese müssen sie Missstände und Skandale aufspüren und öffentlich machen. Es gibt ja genug Beispiele, bei denen investigativer Journalismus ungeheuerliche Vorgänge aufdecken konnte, wie der Watergate-Skandal oder die NSA-Überwachung. Natürlich halfen dabei Whistleblower wie Deep Throat oder Edward Snowden, die es bei SARS-CoV-2 offenbar (bisher) nicht gibt. Doch auch Berichte über die Nähe der Labore in Wuhan und die dort durchgeführten Experimente sind in deutschen Medien im Mai 2020 Mangelware.

Es gibt aber auch Ausnahmen.[7] So hatte der Publizist Wolfram Weimer Mitte April das Thema für die Online-Ausgabe des Nachrichtensenders n-tv aufgegriffen.[8] In den meisten anderen deutschen Medien, einschließlich der sogenannten Leitmedien wie *Spiegel* und *Zeit*, sowie im öffentlichen-rechtlichen Rundfunk und Fernsehen herrscht starke Zurückhaltung. Was mich überrascht, denn vor allem auf öffentlich-rechtliche Medien halte ich große Stücke. Weil sie steuerfinanziert sind, befreit es sie von wirtschaftlichen Zwängen. Sie brauchen keine Rücksicht auf Menschen mit Geld und Einfluss zu nehmen. Und in der Vergangenheit haben sie immer wieder mit gutem und kritischem Journalismus überzeugt, auch in Bezug auf China. Aber was die Labore in Wuhan betrifft: Fehlanzeige.

Wenn aber weder von den omnipräsenten Virologen noch von den Medien der Stein ins Rollen gebracht wird – von wem dann? Mir kommt schließlich die Idee, mich selbst einzuschalten. Aber kann ich mich zu der Frage des Ursprungs von SARS-CoV-2 überhaupt glaubwürdig äußern? Schließlich bin ich kein Virologe. Eines meiner Spezialgebiete ist die molekulare Evolution von Transkriptionsfaktoren. Das sind Proteine, die dafür sorgen, dass die richtigen Gene zum Richtung Zeitpunkt und in den richtigen Zellen abgelesen, also transkribiert werden. Meine andere Spezialität ist die evolutionäre Entwicklungsbiologie von Pflanzen. Dabei untersuchen wir, wie sich Entwicklungsprozesse im Verlauf der Evolution verändert haben, damit so beeindruckende Strukturen wie Samen, Blüten oder Früchte entstehen konnten. Dabei spielen Transkriptionsfaktoren eine wichtige Rolle, weil viele von ihnen Entwicklungsprozesse steuern.

Während meiner Laufbahn habe ich mich auch noch mit anderen Themen beschäftigt. In meiner Diplomarbeit ging es wie erwähnt um molekulare Biophysik bei Viroiden – winzige Krankheitserreger, die noch einfacher aufgebaut sind als Viren. Aus dieser Zeit stammt auch meine einzige Veröffentlichung in einer virologischen Zeitschrift im Jahr 1989.[9] Danach habe ich über ein Thema meine Doktorarbeit geschrieben, das zwischen Molekular- und Mikrobiologie angesiedelt ist und bei dem ich mit dem Bakterium *Escherichia coli* gearbeitet habe. Nach meiner Doktorarbeit habe ich mich mit molekularer Evolution, Genetik und Molekularbiologie beschäftigt, wobei ich mit Pflanzen wie Mais und Farnen gearbeitet habe. Schließlich habe ich mich in Genetik habilitiert und wurde danach zum Professor für Botanik in Münster berufen. Kurze Zeit später wechselte ich als Professor für Genetik nach Jena.

Mein Werdegang war also eine Reise durch verschiedene Fachgebiete, was heutzutage aber nicht ungewöhnlich ist, da Grenzen zwischen einzelnen Bereichen immer fließender werden. Ungewöhnlicher ist schon eher die Vielfalt an Untersuchungsobjekten, von Viroiden über Bakterien bis hin zum Mais. Mich hat stets die Vielfalt der Organismen in all ihren Erscheinungsformen fasziniert.

Aber wofür darf ich mich nun als Experte bezeichnen? Bin ich wegen einer einzigen Veröffentlichung in einer virologischen Zeitschrift schon ein Virologe? Wohl kaum. Bin ich Botaniker oder Genetiker? Sollte ich mich mangels virologischen Stallgeruchs gar nicht zu virologischen Themen äußern, etwa zum Ursprung eines Virus? Oder verstehe ich vielleicht wegen meiner langjährigen Erfahrung mit molekularer Evolution sogar mehr von der Entwicklung von Viren als manch selbsternannter Experte der Virologie?

Dazu muss man wissen, dass jene Virologen, die in Deutschland am meisten Gehör bekommen, keine studierten Naturwissenschaftler sind: Christian Drosten, Alexander Kekulé und Hendrik Streek sind allesamt Mediziner, der Chef des Robert-Koch-Instituts, Lothar Wieler, ist Tierarzt. Das heißt nicht, dass sie sich nicht verdammt gut mit Viren auskennen. Doch insbesondere Naturwissenschaftler haben oft eine besonders gut ausgeprägte und geschulte Grundskepsis und lassen sich selten mit schnellen Schlussfolgerungen abspeisen. Womöglich mangelt es dem einen oder anderen Experten an dieser Fähigkeit?

In mir reift im Mai 2020 langsam die Überzeugung, dass ich auf die sonderbaren Umstände des Corona-Ausbruchs in Wuhan selbst hinweisen sollte. Aber wie gehe ich am besten vor? Ich könnte mich natürlich an die Medien wenden, den *Spiegel* oder einen öffentlich-rechtlichen Sender wie den MDR. Doch ich habe das Gefühl, dass es erstmal eine Sache ist, die unter Wissenschaftlern geklärt werden sollte – eine Ansicht, die ich später desillusioniert revidieren werde.

Ich möchte zunächst Kolleginnen und Kollegen überzeugen, weil ich der Meinung bin, dass diese meine Gedanken und Zweifel letztendlich am besten nachvollziehen können, da sie rational sind und die selbstkritische Denkweise der Naturwissenschaftler besitzen. Ich fasse den Entschluss, mich an die wissenschaftliche Gemeinschaft zu wenden. Um möglichst breite Aufmerksamkeit zu bekommen, verfasse ich einen Brief an das unter Forschern sehr populäre und besonders renommierte Fachmagazin *Nature*. Ich bin seit Jahrzehnten ein Abonnent, kenne also den Stand der Debatte und habe auch selbst mehrfach dort publiziert. Und ich weiß, dass ein einflussreiches Fachmagazin wie *Nature* grundsätzlich sehr kritisch ist. Ich bin auch sicher, dass *Nature* keine Rücksicht auf Befindlichkeiten etwa in Bezug auf China nimmt. Ich rechne daher mit einem durchschlagenden Erfolg meines Briefes.[10] Unter dem absichtlich vorsichtig formulierten Titel

Discussion on the origin of the new coronavirus lacks scientific rigor
Diskussionen über den Ursprung des neuen Coronavirus mangelt es
an wissenschaftlicher Strenge

leite ich meinen Brief wie folgt ein:

»*Während die Covid-19-Pandemie die Welt erschüttert, ist der Ursprung des Erregers SARS-CoV-2 noch immer unbekannt. Die Klärung der Frage, wie SARS-CoV-2 in die menschliche Bevölkerung gelangte, wäre von größter Bedeutung, um eine solche Bedrohung in Zukunft zu vermeiden. Allerdings ist die Diskussion jedoch sehr voreingenommen und entspricht oft nicht den wissenschaftlichen Standards.*«[11]

Um besser zu verdeutlichen, worin genau das Problem liegt, fahre ich fort:

»*Anfängliche epidemiologische Untersuchungen deuteten eine Übertragung von SARS-CoV-2 von Fledermausarten auf Menschen auf dem Huanan Meeresfrüchtemarkt in Wuhan, China an (siehe Nature 579, 270; 2020).*[12] *Details sind aber noch unklar, z. B. ob ein anderes Tier als Zwischenwirt beteiligt war. Verschiedene frühe Analysen der molekularen Evolution von SARS-CoV-2 konnten den zoonotischen Ursprung des Virus nicht nachweisen (siehe z. B. PNAS doi/10.1073/pnas.2007062117; 2020).*[13] *Dennoch wurde die*

Huanan-Meeresfrüchtemarkt-Hypothese bald allseits akzeptiert, während alternative Hypothesen rasch als ›Verschwörungstheorien‹ verworfen wurden. Während die meisten davon sicher solch eine Bezeichnung verdienen, gibt es keine Garantie, dass dies für alle gilt.«[14]

Meine Erwähnung der »Verschwörungstheorien« spielte natürlich konkret auf den *Lancet*-Brief an, aber allgemein auch darauf, in welche Richtung die öffentliche Diskussion mittlerweile abgedriftet ist. Dennoch versuche ich, vorsichtig zu sein, und bestreite nicht, dass einige Alternativvorschläge zum Ursprung des neuen Coronavirus tatsächlich Unsinn sein könnten. Doch ich weise auch auf das Problem mit der mittlerweile allgemein akzeptierten Vorstellung von der natürlichen Zoonose hin:

»Es wurde berichtet, dass Fledermäuse mit Viren, die die naheste Verwandtschaft zu SARS-CoV-2 zeigen, wohl nur mehrere hundert Kilometer entfernt von Wuhan leben und möglicherweise niemals in dieser Stadt gehandelt worden sind; weiterhin wurden in mehreren Forschungsinstituten verschiedener Länder, zwei davon alleine in Wuhan, Coronaviren von Fledermäusen gesammelt, mutiert und in menschliche Zellen eingeführt (siehe beispielsweise oben und PNAS 105, 19944; 2008).«[15]

Schließlich richte ich einen Appell an alle Wissenschaftler, die diesen Brief lesen werden:

»Dass SARS-CoV-2 aus einem dieser Labore entkommen ist, mag vor allem Virologen als äußerst unwahrscheinlich erscheinen. Solange jedoch die Idee, dass Menschen SARS-CoV-2 geholfen haben könnten, die Barriere zwischen Tier und Mensch zu Beginn von COVID-19 zu überwinden, nicht falsifiziert ist, sollte sie als eine vernünftige wissenschaftliche Hypothese neben anderen bestehen bleiben und durch eine internationale Anstrengung rigoros getestet werden.«[16]

Und am Ende darf eine Warnung nicht fehlen, um die Dringlichkeit der Sache zu unterstreichen:

>»Nur ›politisch korrekte‹ Theorien über den Ursprung von SARS-CoV-2 in Betracht zu ziehen, ist nicht nur schlechte Wissenschaft. Es ist leicht ein Rezept für die nächste Katastrophe.«[17]

Am 13. Mai 2020 um 17.38 Uhr Mitteleuropäischer Sommerzeit schicke ich meinen Brief an die entsprechende E-Mail-Adresse der Zeitschrift *Nature*. Um sicherzugehen, dass die Redaktion mein Anliegen richtig versteht, füge ich noch eine Erklärung bei:

>»Sehr geehrte Damen und Herrn, ich bin ziemlich besorgt, dass die Diskussion über den Ursprung des neuen Coronavirus (SARS-CoV-2) sehr einseitig ist und oftmals nicht wissenschaftlichen Standards entspricht. Ich arbeite als Molekularbiologe und Genetiker seit mehr als 30 Jahren und lehre Molekulare Evolution auf Universitätsniveau seit nunmehr fast 20 Jahren. Mit diesem Hintergrund kann ich mich nur wundern, was gerade vor sich geht ... Bitte seien Sie so nett und erwägen die Veröffentlichung meines Briefes im Correspondence-Teil Ihrer Zeitschrift. Ich denke, dass viele Wissenschaftler und Leser meine Frustrationen teilen. Ich betrachte meinen Brief als einen lauten Appell, die Entstehung von SARS-CoV-2 rigoros aufzuklären, um ähnliche Desaster in der Zukunft zu vermeiden. Vielen Dank im Voraus für die freundliche Betrachtung meiner Einreichung. Mit besten Grüßen Günter Theißen«[18]

Ich bin überzeugt, dass damit endlich Bewegung in die Sache kommt. Und ich habe kaum Zweifel, dass mein Appell auf Gehör und vielstimmiges Echo stoßen wird. Lange muss ich nicht auf eine Antwort warten – bereits fünf Minuten später erhalte ich eine E-Mail von *Nature*. Doch es ist nur eine offenbar automatisch verschickte Antwort:

»Danke für Ihre Einreichung in der Correspondence-Sektion von Nature. (...) Wir werden Sie binnen 15 Tagen kontaktieren, falls wir der Sache nachgehen. Wenn Sie während dieser Zeit nicht von uns hören, werden wir sie bedauerlicherweise nicht weiterverfolgen.«

Das klingt zunächst etwas entmutigend, aber ich bin sehr optimistisch, dass *Nature* meinen Brief drucken wird. Als treuer Leser weiß ich, wie viele Belanglosigkeiten in letzter Zeit als »Correspondence« in der Zeitschrift veröffentlicht worden waren. Im Vergleich dazu erscheint mir mein Anliegen angesichts der Dramatik der Pandemie-Lage ein echter Paukenschlag und jeder Aufmerksamkeit wert. Aber eine weitere Reaktion von *Nature* bleibt aus – und als 15 Tage vergangen sind, wird mir klar, dass ich mich geirrt habe. Ich bin enttäuscht und deprimiert. Wie kann man einen so wichtigen Hinweis angesichts der Weltlage einfach ignorieren? Bin ich einfach nur chancenlos gegenüber der Übermacht des Schweigens? David gegen Goliath. Ich sehe mich allein auf weiter Flur und fühle mich unverstanden. Doch bevor ich mich in meine Schmollecke zurückziehen kann, erreicht mich eine Botschaft der Hoffnung. Allerdings ist sie in einer Sprache verfasst, die in der Wissenschaft unserer Tage eher rar ist. Doch der Inhalt hat es in sich – und wird meiner Suche nach der Wahrheit eine unerwartete Wendung geben.

7 Erste Kontaktaufnahme mit Virologen

Im Sommer 2020 scheint in Deutschland der erste Schock über die Pandemie überwunden. Die Inzidenzen sinken wieder und das Land atmet auf. Nicht nur auf nationaler Ebene. Auch bei mir daheim. Auf dem Trockenrasen hinter dem Haus blühen jetzt Gamander, Flockenblume und Hasenohr. Sie locken so viele Wildbienen an, dass der Berg bei sonnigem Wetter geradezu brummt.

Die Suche nach dem Ursprung von SARS-CoV-2 kommt allerdings nicht weiter voran. Es ist nach wie vor unklar, wie alles begann. Virologen sprechen weiter von einer Naturkatastrophe, eine ganz natürliche Sache eben. Ich muss gestehen, dass ich zu dieser Zeit erleichtert bin, dass das Virus wieder in den Hintergrund rückt. Meine Familie und ich sind froh, die Welle schadlos überstanden zu haben und wieder halbwegs normal leben zu können. Es ist an der Zeit, sich anderen Dingen zuzuwenden. Doch trotz alledem will mir die Frage nach dem Ursprung des Virus nicht aus dem Kopf. Vielleicht auch deshalb, weil bereits vor seiner Rückkehr im Herbst gewarnt wird.

Es ist ein Tag im Spätsommer, an dem ich das Internet wieder mal nach neuen Informationen durchforste. Auf meinen Brief an das Magazin *Nature* hatte ich keinerlei Reaktion erhalten, was mir merkwürdig vorkam. Bin ich vielleicht doch der Einzige, der neben einer natürlichen Zoonose einen Laborunfall in Wuhan als ebenfalls plausibel erachtet? Bin ich vielleicht sogar paranoid? Wie so oft in meinem Leben frage ich mich, ob ich nicht wieder einmal etwas zu schwarzsehe. Doch dann kommt ein Tag, an dem ich meine Skepsis bestätigt sehe. Durch Zufall stoße ich im Netz auf einen wissenschaftlichen Artikel, der mich zunächst nur neugierig macht. Er ist auf Französisch geschrieben, was für Wissenschaftler ungewöhnlich ist. Der Artikel heißt »Retrouver les origines du SARS-CoV-2 dans les phylogénies de coronavirus«, auf Deutsch also »Rückverfolgung der Ursprünge von SARS-CoV-2 in der Coronavirus-Phylogenie«. Mit Phylogenie ist die Evolutionsgeschichte dieser Viren gemeint. Der Artikel ist in der mir unbekannten französischen Zeitschrift *M S-Médecine/Sciences* erschienen.[1] Und sofort nach den ersten Sätzen der Einleitung habe ich das Gefühl, auf Gleichgesinnte gestoßen zu sein.

Fünf Autoren stehen über dem Artikel: Erwan Sallard, José Halloy, Didier Casane, Jacques van Helden und Étienne Decroly. Zu Beginn betonen sie, wie schwerwiegend die Auswirkungen der Pandemie mit damals bereits mehreren Hunderttausend Toten weltweit sind. Und wie wichtig es aus ihrer Sicht ist, herauszufinden, wie das Virus in die Welt gelangte und sich überall verbreitete. Denn nur wenn man seinen Ursprung kennt, können nach Auffassung der Autoren künftige Epidemien verhindert werden. Und dann kommt ein Satz, bei dem ich Gänsehaut bekomme: »(...) wir diskutieren die verschiedenen Szenarien, die zur Darstellung des – natürlichen oder synthetischen – Ursprungs des Virus herangezogen werden.«[2] Erstmals finde ich also einen wissenschaftlichen Artikel, in dem sowohl die Hypothese einer Zoonose als auch die Vermutung einer Entstehung im Labor ernst genommen und diskutiert werden.

Die französischen Autoren sind Genetiker, Mikrobiologen und Virologen. Sie arbeiten vornehmlich an Universitäten in Paris oder Marseille, Orte, die ich alle auf mehreren Reisen durchaus zu schätzen gelernt hatte, die mir ehrlicherweise als globale Zentren aktueller Coronavirusforschung bislang aber nicht aufgefallen waren. Die Autoren zählen damit nicht zu jener Riege der Virologen, die seit Beginn der Pandemie erheblichen Einfluss auf die öffentliche Darstellung des Ursprungs von SARS-CoV-2 nimmt. Sie haben auch keine erkennbaren Verbindungen zu den Forschern in Wuhan oder der EcoHealth Alliance von Peter Daszak, der mit seinem *Lancet-*

Brief alternative Ursprungs-Szenarien als »Verschwörungstheorien« verunglimpft hatte. Die fünf Franzosen scheinen solche Anwürfe jedoch wenig zu beeindrucken. Sehr sachlich und nüchtern erläutern sie, dass das Virus auch bei einem Laborunfall freigesetzt worden sein könnte.

Ich verschlinge ihren Artikel, soweit es mir möglich ist – denn die verbliebenen Reste meines Schulfranzösisch sind einfach unzureichend, um Feinheiten zu verstehen. Und da wäre noch ein anderes Problem. Solange es den Artikel nur auf Französisch gibt, wird er wenig Eindruck in der Wissenschaftswelt hinterlassen, in der fast ausschließlich auf Englisch publiziert wird. Kaum ein Forscher außerhalb Frankreichs wird etwas davon erfahren. Was mich besonders ärgert: Diejenigen, die den Text am dringendsten lesen sollten – neben ein paar einflussreichen Personen in Deutschland vor allem Wissenschaftler und Politiker in China und den USA –, können und wollen nichts auf Französisch lesen.

Der Artikel muss unbedingt auch auf Englisch erscheinen, denke ich deshalb. Denn ich bin überzeugt, dass die Überlegungen, welche die französischen Kollegen auf den Tisch legen, die Welt im Sturm erobern werden. Voller Euphorie schreibe ich zwei der Autoren eine E-Mail, dem Genetiker Jacques van Helden und dem Virologen Étienne Decroly, der als Letztautor genannt wird. Étienne Decroly, finde ich später heraus, hatte bereits in einer früheren Studie auf den erstaunlichen Umstand hingewiesen, dass SARS-CoV-2 das einzige Virus seiner Untergruppe mit einer Furin-Schnittstelle ist.[3] In meiner E-Mail schreibe ich den beiden Kollegen, mit welch großem Interesse ich ihren Artikel gelesen habe. Und dass ich der Meinung bin, dass viele weitere Forscher rund um den Erdball davon erfahren sollten. Vorsichtig frage ich nach, ob der Artikel auch auf Englisch erscheinen wird. Nur wenige Stunden später erhalte ich eine kurze Antwort von Étienne Decroly. Er bedankt sich für mein Interesse und schickt mir einen Link zu einer englischen Übersetzung.[4] Gut, es ist keine offizielle Publikation, aber immerhin kann ich die Argumentation der Franzosen nun in allen Details nachvollziehen.

Und es lohnt sich, Étienne Decroly und seine Kollegen sprechen mir förmlich aus der Seele. Sie betonen in ihrem Artikel, was unter vielen Biologen kein Geheimnis, aber in der Öffentlichkeit offenbar wenig bekannt ist: dass die genetische Manipulation von krankmachenden Viren heutzutage übliche Praxis ist. Sie zählen entsprechende Experimente auf, bei denen in Laboren in den USA und China Coronaviren so verändert wurden, dass sie Menschen gefährlich werden könnten. Die Autoren stoßen mich zudem auf Studien anderer Forscher, die sich ebenfalls in diesen Bereich gewagt hatten, von dem ich naiv annahm, dass er eine verbotene Zone sei. Außerdem kritisieren sie das einflussreiche Andersen-Paper *The proximal origin of SARS-CoV-2* und betonen, dass dessen Argumentation nicht haltbar sei. Am Ende steht der entscheidende Satz in der englischen Version:

> *»Auf der Grundlage der derzeit verfügbaren Daten lässt sich unmöglich feststellen, ob SARS-CoV-2 das Ergebnis eines natürlichen zoonotischen Auftretens oder eines zufälligen Entweichens von Versuchsstämmen ist.«*[5]

Nichts ist entschieden, keine Hypothese ist widerlegt worden, insbesondere die eines Laborunfalls nicht. Genau davon bin ich ja seit Monaten auch überzeugt.

Da ich nun Gleichgesinnte gefunden habe, schlage ich in meiner E-Mail an Jacques van Helden und Étienne Decroly bereits eine Erweiterung des Spektrums möglicher Hypothesen vor. Einigkeit herrscht zwar unter so gut wie allen Wissenschaftlern darüber, dass ganz am Anfang jeder Hypothese – ob Zoonose oder Labor – ein natürliches Coronavirus in einer Fledermaus durch die Gegend flog. Wie es von dort in den Menschen gelangte, welche Umwege es nahm und wie es sich dabei veränderte – dazu gibt es sehr viele denkbare Möglichkeiten. Aus meiner Sicht lassen sie sich aber grob in drei Kategorien unterteilen:

1. Ein rein zoonotischer Ursprung eines Virus (Natürliche-Zoonose-Hypothese).
2. Ein natürliches Virus, das aus einem Labor entkam (Assistierte-Zoonose-Hypothese).
3. Ein genetisch verändertes Virus, das aus einem Labor entkam.

Die Natürliche-Zoonose-Hypothese

Die Überlegung eines rein natürlichen zoonotischen Ursprungs wird von vielen prominenten Virologen als das so gut wie sichere Szenario dargestellt. Entweder weil sie es wirklich selber glauben. Oder weil sie unbedingt verhindern wollen, dass in der Öffentlichkeit etwas anderes auch nur diskutiert wird. Sie verweisen dabei auf das zunächst plausibel erscheinende Argument, dass viele andere Seuchen in der Vergangenheit ebenfalls Zoonosen waren, etwa SARS und MERS oder AIDS. Zwar wird eingeräumt, dass SARS-CoV-2 auffallend ungewöhnliche Eigenschaften besitzt, nämlich das extrem gut an den Menschen angepasste Spike-Protein und seine Furin-Schnittstelle. Zoonose-Vertreter verweisen jedoch auf die oft verschlungenen Pfade natürlicher Evolution, die allerlei möglich machen können. Außerdem sind Coronaviren bekannt für die Fähigkeit zur Rekombination – Stücke des Erbguts verschiedener Coronaviren werden in einer Zelle zu einer Art Patchwork-Genom neu zusammengesetzt. Dies könnte erklären, warum SARS-CoV-2 zugleich Eigenschaften eines Fledermaus- und eines Schuppentier-Coronavirus aufweist.

Doch wie gelangte dieses außergewöhnliche Virus in den Menschen? Laut der simpelsten Variante der Zoonose-Hypothese sprang SARS-CoV-2 direkt von der Fledermaus auf den Menschen über. Forscher aus Wuhan hatten gezeigt, dass SARS-ähnliche Viren dazu durchaus in der Lage sind.[6] Diese Viren wurden bislang aber vor allem in Fledermäusen gefunden, die in einer bestimmten Region im Süden Chinas vorkommen. Später wurde allerdings in Laos, das südlich von China liegt, der möglicherweise nächste Verwandte von SARS-CoV-2, der bis heute bekannt wurde, ausfindig gemacht.[7]

Die Frage ist nun, ob die Fledermaus zum Menschen oder der Mensch zur Fledermaus kam. Wuhan liegt mehr als 1 000 Kilometer nordöstlich der berüchtigten Fledermaushöhlen in Südchina. Das erfordert selbst fliegend eine lange Reise. Zudem haben Forscher herausgefunden, dass jene Fledermäuse, welche SARS-ähnliche Viren aufweisen, gar keine Fans großer Strecken sind. Bei Versuchen legten die Hufeisennasen maximal 17 Kilometer zurück.[8] In Wuhan selbst und der gesamten Provinz Hubei gibt es wahrscheinlich keine Fledermäuse, die nahe Verwandte von SARS-CoV-2 in sich tragen.[9] Auch wird davon ausgegangen, dass auf dem Huanan-Markt in Wuhan keine Fledermäuse gehandelt wurden, auch wenn das nicht vollkommen ausgeschlossen werden kann. Doch in dieser Region gilt die Fledermaus nicht als Delikatesse. In Südchina hingegen werden Fledermäuse verspeist, allerdings meist Fruchtfledermäuse, an denen im Gegensatz zu den kleineren Hufeisennasen mehr Fleisch dran ist.

Plausibler scheint daher, dass sich – wenn überhaupt – der erste Mensch in unmittelbarer Nähe der Fledermaushöhlen in Südchina mit SARS-CoV-2 angesteckt hat. Vielleicht war es ein Bewohner eines nahen Dorfes in dieser abgelegenen Region. Tatsächlich hatte man nach dem SARS-Ausbruch 2002/2003 bei Bewohnern von Dörfern in der Nähe von zwei Fledermaushöhlen Hinweise auf Infektionen gefunden.[10] Ein Hinweis, dass sich auch im Fall von SARS-CoV-2 dort ein Mensch bei der Zubereitung oder dem Verspeisen einer Fledermaus angesteckt haben könnte. Oder jemand könnte sich beim Kontakt mit Fledermaus-Fäkalien infiziert haben – so gibt es einen Bericht von sechs Männern, die 2012 nach dem Entfernen von Fledermausguano aus einer ausgedienten Kupfermine in der Provinz Yunnan ins Krankenhaus eingeliefert wurden. Vier der älteren Männer erwischte es schwer, drei starben an den Folgen der Krankheit. Es ist unklar, ob es sich tatsächlich um eine SARS-Virusinfektion gehandelt hat, obwohl entsprechende Symptome wie

Husten, hohes Fieber und Kopfschmerzen vorlagen. Später wurde zudem ein naher Verwandter von SARS-CoV-2 in derselben Höhle von Forschern aus Wuhan entdeckt: RaTG13.[11] Allerdings ist nicht klar, ob es sich bei RaTG13 wirklich um ein eigenes Virus handelt, da es nie isoliert wurde – die entsprechende Genomsequenz könnte sich auch aus verschiedenen Viren zusammensetzen, die sich in ein und derselben Probe befunden haben könnten.[12]

Wenn sich ein Mensch in der Nähe der Höhlen als erster mit SARS-CoV-2 angesteckt hatte, wie ging es dann weiter? Das Virus könnte direkt oder über eine Kette von Infektionen nach Wuhan gelangt sein. Der Infizierte hatte sich womöglich in einen Schnellzug nach Wuhan gesetzt. Oder es war ein Lastwagenfahrer, der die lange Strecke isoliert in seiner Fahrerkabine zurücklegte, ohne jemand anderes auf dem Weg anzustecken. Denkbar ist aber auch, dass nach dem ersten Übersprung von SARS-CoV-2 nicht sofort die Pandemie begann, weil das Virus, das ja gerade erst aus einer Fledermaus kam, sich erst an den Menschen anpassen musste. Vielleicht kam es viel früher zu zahlreichen unentdeckten Übertragungen von Mensch zu Mensch. Auf diese Weise war Wuhan eventuell nur der erste Ort, an dem das Virus in seiner Pandemie-Variante auftauchte. Es fragt sich dann nur, warum man bislang keine sehr nahen Verwandten von SARS-CoV-2 in menschlichen Populationen gefunden hat.

Es gibt noch eine weitere Variante der Zoonose-Hypothese: Demnach sprang SARS-CoV-2 nicht direkt von einer Fledermaus auf den Menschen über, sondern steckte zunächst ein weiteres Tier an, einen Zwischenwirt. An diesem wiederum infizierten sich Menschen durch engen Kontakt, etwa auf einer Zuchtfarm, einem Markt oder einem Restaurant. So war es nach heutigem Verständnis auch bei SARS und MERS. Von SARS-CoV-1 waren zu Beginn der Pandemie vor allem Menschen betroffen, die mit der Zubereitung oder Verarbeitung von Wildfleisch zu tun hatten. Auf einem Markt wurden schließlich Viren in Schleichkatzen und anderen Tieren gefunden. Eine Hypothese zur SARS-CoV-1-Pandemie lautet, dass Schleichkatzen sich damals auf einer Zuchtfarm nahe der Fledermaushöhlen in der Provinz Yunnan bei einer Fledermaus oder einem weiteren Zwischenwirt mit SARS-CoV-1 angesteckt hatten, bevor sie zum Verkauf in die Provinz Guangdong transportiert wurden, wo viele Menschen schließlich erkrankten. Bei MERS-CoV gilt die Nähe des Menschen zu Kamelen, die im Nahen Osten als Nutztiere gehalten werden, als Gelegenheit für den Übersprung.[13]

Doch welches Tier könnte im Fall von SARS-CoV-2 der Zwischenwirt sein? Insbesondere Tiere mit einem ACE2-Rezeptor ähnlich dem des Menschen kommen hier in Frage, um die besondere Passung zwischen der RBD des Spike-Proteins zum Rezeptor des Menschen erklären zu können – dazu zählen vor allem Primaten, aber auch verschiedene Hamsterarten, Schafe, Rinder und Hauskatzen.[14] Das Schuppentier kommt aus erwähnten Gründen als Zwischenwirt wohl nicht infrage. Allerdings gibt es bisher auch keine Hinweise darauf, dass sich Menschen an Katzen anstecken können.[15] Dasselbe gilt für die üblichen Verdächtigen wie Schleichkatzen und Marderhunde, die bei SARS-CoV-1 eine Rolle als Zwischenwirt spielten. Lediglich von Nerzen und Hamstern ist bekannt, dass sie Menschen mit SARS-CoV-2 infizieren können.[16] Es könnte allerdings auch ein wildes Hin und Her zwischen zwei oder sogar mehreren Zwischenwirten gegeben haben, bei dem sich das Virus immer weiter anpassen konnte.

Wo könnte der Übersprung vom Zwischenwirt auf den Menschen stattgefunden haben? Vielleicht war es tatsächlich der Huanan-Markt in Wuhan. Dort wurden Tiere verkauft, die empfänglich für SARS-ähnliche Viren sind und zum Teil aus weit entfernten Provinzen importiert wurden, auch aus Südchina.[17] Eine abweichende, besonders in der Volksrepublik kolportierte Hypothese besagt, dass das Virus auch über gefrorene Lebensmittel nach Wuhan gelangt sein könnte, vielleicht sogar dem Ausland. In China ist die Hypothese deshalb beliebt, weil sie dessen Rolle als Ursprungsland der Pandemie infrage stellt. Es gibt tatsächlich Hinweise, dass SARS-CoV-2 bis zu drei Wochen in gefrorenem Fleisch oder an Verpackungen gefrorener Lebensmittel stabil und ansteckend bleiben könnte.[18] Wenn das Virus aus dem Ausland stammen soll, stellt sich allerdings die Frage, warum es dort nicht schon vor Beginn seiner Reise nach China ausgebrochen ist.

Aber nicht nur der Fleischhandel, sondern auch die erbärmliche Massenhaltung von Tieren auf Pelzfarmen könnte eine Rolle bei der Entstehung von SARS-CoV-2 gespielt haben. Vielleicht kamen Tiere wie Marderhunde oder Nerze in diesen Farmen irgendwo in China etwa durch Fledermaus-Kot mit einem SARS-ähnlichen Vorläufervirus in Kontakt. Durch die enge Haltung und große Anzahl von Tieren könnte das Virus in einer Farm wie auf einem großen Experimentierfeld viele verschiedene Varianten durchprobiert haben. Es könnte dort den Sprung auf den Menschen in mehreren Anläufen sozusagen geübt und schließlich erfolgreich gemeistert haben. Später in der Pandemie wird auf Nerzfarmen in den Niederlanden tatsächlich beobachtet, dass infizierte Tiere Menschen mit SARS-CoV-2 anstecken können.[19]

Laborunfall mit natürlichem Virus (Assistierte-Zoonose-Hypothese)

Unter der Laborhypothese, in der Öffentlichkeit vor allem als Laborthese bekannt, wird meist ein Unfall mit einem künstlich veränderten Virus verstanden. Doch man sollte bedenken, dass auch ein natürliches Virus aus einem Labor freigesetzt worden sein könnte. In diesem Fall handelt es sich gewissermaßen um eine Kombination aus Zoonose und Unfall, aber eben nicht um eine natürliche Zoonose. Die Gelegenheiten, bei denen so eine Panne passieren könnte, sind zahlreich. Forscher vom Wuhan Institute of Virology hatten unter Shi Zhengli zahlreiche Fledermaushöhlen in Südchina abgeklappert, um dort Kotproben zu sammeln und Abstriche an Maul und Rektum der Fledermäuse vorzunehmen.[20] Bei kaum einer anderen Gelegenheit kommen Menschen lebenden Fledermäusen so nahe. Dabei könnte sich ein Forscher durch eine Unachtsamkeit mit

SARS-CoV-2 angesteckt haben. Es gibt Berichte, dass nicht immer alle Sicherheitsstandards eingehalten wurden. So existiert etwa ein Film von 2017, bei dem Forscher aus Wuhan zu sehen sind, die Fledermäuse mit ihren bloßen Händen berühren.

Bei diesen Expeditionen gelang es, erstmals ein infektiöses SARS-ähnliches Virus aus einer Kotprobe zu isolieren. Er erhielt den Namen WIV1[21] und ist nur eines von zahlreichen Viren, welche die Forscher aufspürten. Das Wuhan Institute of Virology verfügte 2019 über eine gewaltige Datenbank, in der 22 000 Proben gespeichert waren, darunter 15 000 aus Fledermäusen, die mehr als 1400 Fledermausviren beinhalten. Unter den Proben sollen sich etwa 220 SARS-ähnliche Viren befinden. Und in einer der Höhlen in Südchina wurden auch die genetischen Bausteine für das 2002 aufgetauchte SARS-CoV-1 entdeckt.

Alle diese Viren wurden jedoch erst im Labor in Wuhan identifiziert. Um einen funktionsfähigen Erreger in Mengen zu erhalten, die gut studiert werden können, muss ein der Natur entnommenes Virus zumeist erst einmal in eine Zellkultur eingebracht werden, wo es sich vermehren kann. Ein Virus, dessen Erbgut man nur als Genomsequenz im Computer kennt, muss sogar erst einmal synthetisch hergestellt werden, um es dann in Zellen einführen zu können. Das erwähnte WIV1 etwa wurde aus einer Probe isoliert, in Zellen aus Affennieren und erst später in menschliche Zellen eingeführt. WIV1 war damit das vermutlich erste in der freien Natur entdeckte Fledermaus-Coronavirus, von dem gezeigt wurde, dass es menschliche Zellen infizieren kann.[22] Denkbar ist also, dass auch SARS-CoV-2 aus einer Fledermaushöhle geborgen wurde. Und vielleicht steckte sich ein Forscher beim Hantieren mit dem Virus an. Schließlich wurde in Wuhan lediglich unter den niedrigeren Sicherheitsstufen BSL-2 und BSL-3 mit Coronaviren experimentiert. Womöglich bemerkte der erste Infizierte zunächst nicht, dass er sich angesteckt hatte, wie es auch bei den SARS-Laborunfällen 2003 in Taiwan und Singapur der Fall war. Vielleicht erkrankte er, weil er noch jung war, ohne Symptome. Und vielleicht brachte er auf diese

Weise das Virus nach der Arbeit aus dem Labor auf den Huanan-Markt, weil er dort einkaufte. Vielleicht war das der Auslöser des ersten großen Ausbruchs.

Laborunfall mit genetisch manipuliertem Virus

Unter dem Begriff Laborhypothese fällt aber noch eine zweite Variante, in der kein natürliches, sondern ein künstlich verändertes Virus aus dem Labor entkam. Auch diese Hypothese hat ihre Daseinsberechtigung, da die in ihr beschriebenen Vorgänge nicht nur gentechnisch machbar sind, sondern entsprechende Experimente mit ähnlichen Coronaviren beispielsweise am Wuhan Institute of Virology gemacht wurden. Bereits seit Jahren werden Viren in Laboren genetisch verändert. Dabei entstanden neue Erreger, die gefährlicher und ansteckender waren als ihre Vorgänger. Aber auch bei dieser Hypothesevariante steht am Anfang ein Virus, das ursprünglich aus einer Fledermaus stammt, ein Produkt natürlicher Evolution. Es könnte in einer Probe nach Wuhan gebracht und in Zellkulturen eingebracht worden sein. Und vielleicht wollten die Forscher dann untersuchen, ob sich das neu entdeckte Coronavirus zu einem noch gefährlicheren Pandemieerreger weiterentwickeln könnte. Vielleicht war ihr Ziel herauszufinden, welche genetischen Veränderungen dafür nötig sind.

Eine Möglichkeit, ein Virus für Menschen gefährlich zu machen, ist die sogenannte serielle Passage. Bei dieser werden Zellkulturen mit dem Virus infiziert oder lebende Tiere. Infrage kommen bei vielen Coronaviren dafür insbesondere Mäuse, die durch Genmanipulation menschliche ACE2-Rezeptoren auf einigen ihrer Zellen tragen. Es gibt zahlreiche Studien, bei denen diese sogenannten humanisierten Mäuse eingesetzt wurden, auch zur Erforschung von SARS-CoV-1. Bei den erwähnten seriellen Passagen werden dem ersten Tier Viren injiziert. Nach einer gewissen Zeit werden jene wieder entnommen, die sich durchgesetzt haben, weil sie am besten angepasst waren. Diese werden dann dem nächsten Tier injiziert und so weiter. Bei jeder dieser Passagen passt sich das Virus immer besser an den Wirt an – etwa einer humanisierten Maus. Es ist dasselbe Prinzip wie in der Natur und daher eine durchaus plausible Erklärung dafür, warum SARS-CoV-2 so gut an den Menschen angepasst ist.[23]

Vielleicht hatten Forscher in Wuhan das neue Coronavirus einfach nur durch Zellkulturen und anschließend durch Tiere hindurchlaufen lassen. Dabei entstand womöglich die Furin-Schnittstelle durch Mutation, wie es auch bei Experimenten mit Influenzaviren beobachtet worden war.[24] Eine derartige Turbo-Evolution im Labor könnte auch die große genetische Distanz von SARS-CoV-2 zu seinen bisher bekannten Verwandten erklären.

Forscher könnten die zwölf Nukleotide für die Furin-Schnittstelle aber auch gezielt in das Erbgut eines SARS-CoV-2-Vorgängers eingebaut haben. Dafür könnten sie mittlerweile bekannte »nahtlose« Techniken verwendet haben, die am Ende keinerlei Spuren hinterlassen. Furin-Schnittstellen waren schon längst erfolgreich in andere Coronaviren eingefügt worden, unter anderem in SARS-CoV-1.[25] Die verblüffend gut an den Menschen angepasste RBD des Spike-Proteins könnte sich ebenfalls bei der seriellen Passage entwickelt haben. Vielleicht haben Forscher in diesem Fall aber auch gezielt das Erbgut eines SARS-ähnlichen Virus mit dem eines Schuppentier-Coronavirus kombiniert[26], oder sie haben die RBD mittels einer als ortsspezifische Mutagenese (Site Directed Mutagenesis) bekannten Technik an den menschlichen ACE2-Rezeptor angepasst. Vielleicht entstand auch nur die Furin-Schnittstelle auf künstliche Weise im Labor und das Spike-Protein könnte sich erst nach einem Laborunfall an den Menschen angepasst haben.

Doch wie kam es zu dem entscheidenden Laborunfall? Ein Mitarbeiter könnte sich – wie geschildert – unbemerkt bei der Arbeit mit Zellkulturen infiziert haben. Ein infiziertes Labortier könnte entwischt sein, oder ein Mitarbeiter wurde von diesem gekratzt oder gebissen. Auch ist eine Übertragung von Tier zu Mensch durch die Luft denkbar. Ein Forscher könnte sich überdies versehentlich selbst mit einer Spritze verletzt haben. Auch durch das Abfall- oder Abwassersystem könnte ein genetisch verändertes Virus aus dem Labor nach draußen gelangt sein. Vielleicht hat es erst dort einen völlig Unbeteiligten infiziert, von dem aus eine Kette von Übertragungen ihren Anfang nahm.

So sehen also die drei möglichen Grund-Hypothesen zum Ursprung von SARS-CoV-2 aus – wobei ich hier nochmals betone, dass innerhalb dieser noch viele weitere Spielarten existieren.

Es gibt eine weitere Hypothese, welche mit Blick auf die Folgen der Pandemie wohl am schauerlichsten ist: Dass es womöglich gar kein Unfall war – das Virus könnte auch mit voller Absicht freigesetzt worden sein. Vielleicht war es die heimliche Einzelaktion eines Mitarbeiters, ähnlich wie bei den Anthrax-Anschlägen 2001 in den USA. Aber auch staatliche Stellen, zum Beispiel Geheimdienst oder Militär, könnten den Erreger gezielt auf die Menschheit losgelassen haben. Labore, in denen an gefährlichen Erregern geforscht wird, so wie das BSL-4-Hochsicherheitslabor in Wuhan, gelten immer auch als sogenannte Dual-Use-Einrichtungen. Das heißt, sie können sowohl zur zivilen wie zur militärischen Forschung an Erregern genutzt werden.

Alle die genannten Hypothesen erscheinen für sich plausibel. Und meine französischen Kollegen haben mit ihrem Artikel bereits im Sommer 2020 die perfekte Vorlage für weitere Ermittlungen nach dem mysteriösen Ursprung der Pandemie geliefert. Ich bin mir nun fast sicher, dass auch andere Forscher auf den Zug aufspringen und alle Möglichkeiten untersuchen werden. Ein Gefühl der Zuversicht überkommt mich.

Doch die Wochen vergehen. Es ist mittlerweile Herbst 2020 und die Inzidenzen in Deutschland steigen wieder. Das Coronavirus ist mit Macht zurück und sorgt wieder für Schlagzeilen. Nicht nur das beunruhigt mich – auch stelle ich fest, dass die von mir erwartete Wirkung des Artikels meiner Forscherkollegen aus Frankreich weitgehend ausbleibt. Weit und breit entdecke ich keine Reaktion, kein Aufbäumen gegen das Mantra der natürlichen Zoonose. Dabei ist das Werk mittlerweile sogar auf Englisch erschienen, allerdings in einem Fachmagazin mit dem Namen *Environmental Chemistry Letters*[27] – Umweltchemie also, ein Gebiet, das wenig zum Thema passt und dessen Veröffentlichungen Virologen womöglich gar nicht wahrnehmen. Auch die allermeisten Biologen werden von dieser Zeitschrift noch nie etwas gehört haben. Den Grund für den seltsamen Erscheinungsort habe ich schnell erraten, aber ihn mir auch von einem der Autoren bestätigen lassen: Besser geeignete und renommiertere Journale hatten einen Abdruck abgelehnt – die Sache war ihnen wohl zu heiß. Ich stehe also mit meiner Hoffnung auf Aufklärung wieder ganz am Anfang.

Doch das Thema beherrscht und quält mich wie ein Gedankenparasit. Als ich gegen Ende des Jahres einen Vortrag in der Graduiertenschule des Max-Planck-Instituts für Chemische Ökologie in Jena halten soll, beschließe ich, anders als in den Jahren zuvor, nicht über eines unserer eigenen Forschungsprojekte zu reden. Stattdessen werde ich über meine neue Obsession reden. Der Ursprung von SARS-CoV-2 passt zwar eigentlich nicht zu einer Institution, die sich mit den chemischen Aspekten der Interaktion von Lebewesen beschäftigt. Das Thema Coronavirus ist aber so präsent, dass ich auf Interesse hoffe. Meine Zuhörer werden bevorzugt junge Menschen sein, die gerade ihre Doktorarbeit schreiben, aber möglicherweise sind auch einige gestandene Wissenschaftler darunter. Leider lässt die Coronavirus-Pandemie nur einen Vortrag via Videokonferenz zu. Ich bin sehr unsicher, wie die Reaktion der Zuhörer ausfallen wird. Ich mache mich auf Unverständnis oder gar den Spott gefasst, den jeder Experte abbekommt, der außerhalb seines engen Fachgebietes dilettiert.

8 Mutige Kollegen

Im Winter 2020/21 bricht die zweite große Coronavirus-Welle über Deutschland herein. Wieder werden die Maßnahmen verschärft, Schüler nach Hause geschickt, Kindertagesstätten geschlossen. Der Kampf gegen das Virus geht weiter – eine breite öffentliche Debatte über seinen Ursprung bleibt nach wie vor aus. Mit Verbitterung stelle ich fest, dass die Resonanz auf die Studie meiner französischen Kollegen um Étienne Decroly schwach bleibt. Mein Ärger wächst. Über Covid-19, die Lockdowns, das Virus und die immer noch öffentlich als Naturkatastrophe verkaufte Pandemie. Ich sehe keinen anderen Ausweg, als wieder selbst aktiv zu werden, um die Wissenschaft aus ihrem Dornröschenschlaf zu wecken. Doch wo anfangen?

Nachdem mein erster Brief an das Magazin *Nature* ignoriert wurde, sollte ich es vielleicht auf andere Weise versuchen, denke ich. Mitte Dezember 2020 sehe ich eine gute Gelegenheit dafür gekommen, zumindest einen kleinen ersten Schritt zu wagen. Wie jedes Jahr soll ich einen Vortrag für die Graduiertenschule des Max-Planck-Instituts für chemische Ökologie in Jena halten. Bei diesen Vorträgen geben üblicherweise die an der Graduiertenschule beteiligten Dozentinnen und Dozenten einen Überblick über ihre Forschungsarbeit. In den vergangenen Jahren bestand das Publikum bei meinen Vorträgen üblicherweise aus 20 bis 30 Zuhörern, vor allem Doktoranden. Am Ende folgte meist eine müde Diskussion, es wurden vier, fünf Fragen gestellt – und das war es; kein Wunder, es ging ja nur um unsere eigenen Projekte.

Doch im Pandemiejahr 2020 ist eben alles anders. Statt in dem modernen Gebäude des Max-Planck-Instituts auf dem Beutenberg Campus im Süden Jenas muss ich meinen Vortrag diesmal per Videokonferenz von zu Hause aus halten. Und was ich diesmal zu sagen habe, wird nichts mit der molekularen Evolution von Pflanzen zu tun haben, sondern mit Viren. Genauer genommen mit der Frage: *Was wissen wir – und was wissen wir noch nicht – über den Ursprung des neuen Coronavirus SARS-CoV-2?* Der Wochen zuvor angekündigte Titel meines Vortrags verfehlt seine Wirkung nicht. Es gibt plötzlich ein für mich ungewohnt großes Interesse, schätzungsweise 80 oder 90 Zuhörer schalten sich bei der Videokonferenz dazu – genau kann ich es nicht sagen, denn es ist nicht leicht, so viele Leute eines digitalen Treffens im Auge zu behalten, wenn man selbst vorträgt. Unter den Zuschauern sind Professoren-Kollegen, Forscher aus dem Max-Planck-Institut, einige meiner Mitarbeiter sowie natürlich die Doktoranden, an die sich der Vortrag eigentlich richtet. Alle wissen, dass Viren nicht mein Forschungsgebiet sind. Aber die Neugier scheint groß zu sein, was ich zu dem Thema zu sagen habe.

Wie immer vor Fachpublikum spreche ich auf Englisch, weil es die Sprache der Wissenschaft ist. Zudem ist ein Großteil der Doktoranden nicht deutschsprachig, sie kommen von überall her, viele aus Indien oder China. Ich rede nicht lange um den heißen Brei herum, sondern komme gleich zu der Sache, die seit Monaten an mir nagt. Dass ich schockiert bin über die Erosion wissenschaftlicher Standards, wenn es um die Suche nach dem Ursprung dieser Pandemie geht. Dass die Politik daran ihren Anteil hat – man denke an die gegenseitigen Schuldzuweisungen zwischen den USA und China. Aber auch der Wissenschaftsbetrieb selbst trägt Mitschuld, mache ich deutlich. Korpsgeist, Karrieredenken und Konformismus unter Forschern stehen der Suche nach der Wahrheit im Weg. Und dabei ist, entgegen allem, was von verschiedenen Forschern, Politikern und den Medien verbreitet wird, der Ursprung von SARS-CoV-2 immer noch weitgehend unbekannt. Ich schildere den Zuhörern meinen Weg vom arglosen Beobachter zum Zweifler. Ich erzähle, wie ich anfangs lediglich mehr über Coronaviren herausfinden wollte, um besser zu verstehen, was eigentlich geschieht. Und wie ich rein zufällig darauf stieß, dass in Wuhan ein großer Forschungskomplex zu Coronaviren existiert – ausgerechnet dort, wo die Pandemie ihren Anfang nahm. Ich erzähle davon, wie mir zum ersten Mal der Gedanke kam, ob nicht auch ein wie auch immer gearteter Laborunfall die Katastrophe ausgelöst haben könnte. Etwas, was in der Öffentlichkeit bislang in der Regel als Verschwörungstheorie abgetan wird.

Nur aus dem Augenwinkel sehe ich die Gesichter einiger Konferenzteilnehmer auf meinem Bildschirm. Ihre Mimik nehme ich aber nicht wahr, weil ich mich konzentrieren muss wie jeder, der komplexe Zusammenhänge umfassend erklärt. Ich mache einfach weiter und spreche über den Artikel der chinesischen Forscher Botao Xiao und Lei Xiao, die im Februar 2020 über einen Laborunfall in Wuhan spekuliert hatten. Ich zeige, wie Forscher des Wuhan Institute of Virology sich beeilten, bereits wenige Wochen nach dem Ausbruch einen natürlichen Ursprung zu belegen.[1] Und dass sie das taten, indem sie den damals nächsten bekannten Verwandten von SARS-CoV-2 völlig unerwartet aus ihrem gigantischen Archiv hervorzauberten wie Kai aus der Kiste: das Fledermaus-Virus RaTG13. Dessen Erbgut hat mit 96,2 Prozent Gleichheit allerdings viel zu wenig Ähnlichkeit, um als Modell für einen unmittelbaren Vorfahren für SARS-CoV-2 zu taugen, betone ich.

Dann komme ich auf die einschneidende Wende der anfänglichen Debatte zu sprechen: die Veröffentlichung des Andersen-Papers *The proximal origin of SARS-CoV-2*. Jener im Frühjahr 2020 erschienene Artikel, der seitdem die öffentliche Sicht auf den Ursprung der Pandemie stark beeinflusst hat. Und ich nutze die Gelegenheit vor dem wissenschaftlichen Publikum, um diesen Artikel als bloßen Taschenspielertrick und Meisterwerk der Wortklauberei zu entlarven. Satz für Satz gehe ich die entscheidenden Stellen durch und führe meinen Zuhörern die logischen Fehlschlüsse vor Augen. Ich zeige schließlich, wie sich die Forscher um Kristian Andersen am Ende selbst von ihrer kühnen Behauptung distanzieren, SARS-CoV-2 sei auf natürliche Weise entstanden. Doch in der Öffentlichkeit ist das, lege ich dar, übersehen worden und die Studie als angeblicher Beweis für einen natürlichen Ursprung von SARS-CoV-2 wahrgenommen worden. Aber ich mache meinen Zuhörern auch deutlich, dass es Forscher gibt, die sich gegen dieses Narrativ zur Wehr setzen. Wie etwa meine französischen Kollegen um Étienne Decroly, die aufdeckten, wie verschlungen und rätselhaft die evolutionären Beziehungen von SARS-CoV-2 zu seinen nächsten Verwandten sind. Ich mache meinen Zuhörern deutlich, dass zwischen SARS-CoV-2 und seinem nächsten damals bekannten Verwandten, RaTG13, mehrere Jahrzehnte getrennter Evolution liegen müssen, wenn SARS-CoV-2 auf natürlichem Weg entstanden ist. Und ich verweise auf ungelöste Fragen: Wo versteckte sich die SARS-CoV-2-Linie über all die Jahre? Und wie konnte das Spike-Protein des Virus sich klammheimlich so gut an den Menschen anpassen, wenn es angeblich zuvor nur in Tieren existierte? Und falls SARS-CoV-2 die ganze Zeit schon unbemerkt Menschen infizierte, wie es manche Forscher zur Ehrenrettung der Zoonose-Hypothese vorschlugen: Warum gibt es keinerlei Hinweise dafür? Mittlerweile waren ja abertausende Genomsequenzen von SARS-CoV-2 aus unterschiedlichsten Menschen bestimmt worden – aber alles, was man fand, ließ sich auf einen letzten gemeinsamen Vorfahren von SARS-CoV-2 im Zeitraum September bis Dezember 2019 zurückführen. Vielleicht, unterbreite ich meinen Zuhörern, benötigte SARS-CoV-2 gar nicht Jahrzehnte, um sich so weit von seinen nächsten Verwandten zu entfernen. Eventuell wurde im Labor die evolutionäre Vorspultaste gedrückt. Durchaus denkbar, denn diese Hypothese konnte bisher, wie ich erläutere, ebenso wenig wie die Zoonose-Hypothese widerlegt werden. Ich schließe mit dem Appell, dass jeder sich eine eigene Meinung dazu bilden möge, welche Hypothese plausibler und wahrscheinlicher klingt.

Wie stets soll es nach dem Vortrag eine Diskussion geben. Ehrlich gesagt, hatte ich mich auf scharfen Widerspruch und massive Kritik gefasst gemacht, auf einen regelrechten Shitstorm. Denn immerhin sind ja auch einige chinesische Doktorandinnen und Doktoranden im Publikum sowie einige Vertreter des wissenschaftlichen Establishments, das in meiner Suada nicht besonders gut wegkam. Dann melden sich, zunächst zögerlich, die ersten Zuhörer. Es gibt Nachfragen, auch kritische, zu dem einen oder anderen Punkt. Aber was mich überrascht: Niemand zweifelt meine Aussage (und Wunsch) an, dass alle von mir beschriebenen Hypothesen zum Ursprung von SARS-CoV-2 ihre Berechtigung haben und rigoros getestet statt einfach verworfen werden sollten.

Es melden sich immer mehr Zuhörer zu Wort und es entsteht eine lebhafte Diskussion, die am Ende aus Zeitgründen abgebrochen werden muss. Mich überkommt ein Gefühl der Euphorie. Mit so viel positivem Feedback habe ich nicht gerechnet. Ich erkenne, dass ich einen Nerv getroffen habe. Das merke ich auch an den E-Mails, die mich in den folgenden Tagen erreichen. Einige, die meinen Vortrag verfolgt haben, bedanken sich und schreiben mir, dass sie von Anfang an Zweifel an der Erzählung eines natürlichen Ursprungs der Pandemie gehabt hätten. Ich fühle mich durch die Reaktionen auf meinen Vortrag sehr bestätigt. Aber gleichzeitig beginne ich mich zu ärgern, dass ich nicht schon früher mit einer alternativen Aufklärungskampagne begonnen habe. Ich überlege, ob ich noch mehr tun könnte.

Im Februar 2021 kommt von anderer Seite unerwartet Schwung in die Ursprungsfrage. »Corona kam doch aus einem Labor in Wuhan!«, titelt die *Bild*[2] am 18. Februar 2021. Was war geschehen? Ein deutscher Forscher sorgt mit einer Veröffentlichung für Aufsehen, in der er behauptet, dass »sowohl die Zahl als auch die Qualität der Indizien eindeutig für einen Laborunfall am virologischen Institut der Stadt Wuhan als Ursache der gegenwärtigen Pandemie sprechen.«[3] Es handelt sich um Roland Wiesendanger, einen überaus angesehenen und erfolgreichen Physik-Professor der Universität Hamburg. Sein Werk nennt er »Studie zum Ursprung der Coronavirus-Pandemie«, die er allerdings nicht in einer Fachzeitschrift, sondern auf der Internet-Plattform Researchgate veröffentlicht hat.[4] Seine Uni begleitet die Veröffentlichung mit einer Pressemitteilung. Es folgt ein mediales Erdbeben. Nachdem zunächst nur regionale Medien über die Arbeit berichten, springen schließlich große Zeitungen und das Fernsehen auf den Zug.

Ich freue mich, dass das Thema in die breite Öffentlichkeit gelangt. Roland Wiesendanger weist in seinem Beitrag auf die offensichtlichen Ungereimtheiten bei SARS-CoV-2 hin: etwa der fehlende Zwischenwirt, die genetischen Besonderheiten des Virus oder die auffällige Nähe der Labore in Wuhan zum Ort des Ausbruchs. Doch eine Sache macht mir Sorgen. Roland Wiesendanger ist zwar auf seinem Gebiet, der Festkörperphysik, eine unbestreitbare Koryphäe. Aber er ist kein Virologe, ja nicht einmal Biologe. Ich ahne, was auf die ersten Sensationsmeldungen folgen wird. Und tatsächlich, schnell gerät der Vorstoß des Professors in die Kritik. »Wirbel um Papier von Hamburger Professor zur Corona-Pandemie«, heißt es bald in den Nachrichten. Es geht also nicht mehr um die Labore in Wuhan und darum, was wahr oder falsch ist, sondern um den Forscher selbst und seine »umstrittene Untersuchung«. Roland Wiesendanger sei lediglich Physiker und daher fachfremd, lautet die Kritik. Dennoch widerspreche er jenen Experten, die seit mehr als einem Jahr einen ganz natürlichen Ursprung von SARS-CoV-2 propagieren.

Es bestätigt das, was ich schon lange geahnt habe: Wenn ein Forscher außerhalb der Virologie-Elite es wagt, eine kritische These zum Ursprung von SARS-CoV-2 öffentlich zu vertreten, wird das als Majestätsbeleidigung verstanden. Kritik wird insbesondere an der Form des Artikels von Wiesendanger geübt. Er wirkt tatsächlich wie ein zusammengeschustertes Manuskript, mit vielen Bildschirmfotos von Internetseiten. Einzelne Sätze und ganze Abschnitte sind farbig markiert, mal in Gelb, mal in Blau, ein richtiges System scheint nicht dahinterzustecken. Als Quellen werden zwar viele wichtige Studien angeführt, darunter jene zu Experimenten mit genetisch veränderten Coronaviren in Wuhan. Allerdings verweist Roland Wiesendanger auch auf Internetseiten fragwürdiger Herkunft und verwackelte YouTube-Videos. Sein Werk sei gar keine Studie, wird von Kritikern bemängelt. Der Beitrag hält in der Tat weder die üblichen formalen Standards einer Studie ein, noch wurde er vorher wissenschaftlich begutachtet. Aber ich finde dieses Genörgel an Äußerlichkeiten entsetzlich und frage mich, warum sich niemand ernsthaft mit den Argumenten und Behauptungen des Professors auseinandersetzt. Kann oder will niemand? Ist die Kritik an der Form vielleicht sogar ein Manöver einiger Virologen, um vom brisanten Inhalt abzulenken? Zu meinem Erstaunen nimmt Roland Wiesendanger die ganze Aufregung äußerlich gelassen hin und betont, dass seine Studie ohnehin nicht für wissenschaftliche Fachpublikationen gedacht sei, sondern eine »breit angelegte Diskussion« anregen sollte. Ich bin jedenfalls schwer beeindruckt von seinem Mut. Immerhin wagt sich endlich mal jemand nach vorne, auch wenn es zunächst ein Fachfremder ist. Und es ist jemand, der einen Ruf zu verlieren hat.

Von jenen, die tatsächlich vom Fach sind, bin ich hingegen maßlos enttäuscht. In ihren Reihen mangelt es an jeglicher kritischen, auch selbstkritischen Distanz und intellektuellen Skepsis, die doch eigentlich so charakteristisch für die Wissenschaft sein sollte – und es meistens auch ist. Auch in Deutschlands Forschungslandschaft herrscht eisiges Schweigen. Zur Debatte um den Ursprung der Pandemie gibt es keine Stellungnahme von der Elite der deutschen Wissenschaftsorganisationen, wie insbesondere der Nationalen Akademie der Wissenschaften Leopoldina, der Max-Planck-Gesellschaft, der Leibniz-Gemeinschaft oder der Deutschen Forschungsgemeinschaft. Trauen sie sich nicht? Ist es politische Rücksichtnahme? Oder wollen sie nur nicht Verschwörungsideologen neue Nahrung geben? Fällt ihnen wirklich nichts Besseres ein, als zu schweigen? Sie hätten ja auch Forschungsprogramme zur Aufklärung der Sache auflegen können. Ich bin jedenfalls ratlos, wieso nichts geschieht.

Doch Roland Wiesendanger ist nicht der Einzige, der mir imponiert. In noch größerem Maße gelingt dies der italienischen Mikrobiologin Rossana Segreto. Sie hat als Mitarbeiterin der Universität Innsbruck – inzwischen ist sie dort nicht mehr tätig – eine beeindruckende Studie mit dem Namen *The genetic structure of SARS-CoV-2 does not rule out a laboratory origin*[5] *(Die genetische Struktur von SARS-CoV-2 schließt einen Ursprung im Labor nicht aus)* in dem Fachmagazin *BioEssays* veröffentlicht, zusammen mit dem Kollegen Yuri Deigin. Sie argumentiert in ihrer Publikation sehr vorsichtig, und mir ist klar, wieso. Vermutlich hätte jede andere Art der Darstellung eine Veröffentlichung unmöglich gemacht, sei es aufgrund von Kritik der Gutachter oder der Angst der Fachzeitschrift, vermutlich beidem. Ich werde in den kommenden Monaten noch von so einigen Kolleginnen und Kollegen erfahren, deren Manuskripte immer und immer wieder abgelehnt worden sind, weil sie es gewagt haben, die Behauptung von der alleinseligmachenden Wahrheit der natürlichen Zoonose in Frage zu stellen. So bleibt Rossana Segreto schließlich nur die recht schwach wirkende Aussage, dass die Struktur des Genoms von SARS-CoV-2 eine künstliche Herkunft des Virus nicht ausschließt. So etwas komplett auszuschließen, ist auch kaum möglich. Der wahre Hammer steht daher für biologische Insider zwischen den Zeilen: Die Struktur des Genoms von SARS-CoV-2 lässt der Studie zufolge eine künstliche Herkunft des Virus durchaus wahrscheinlich erscheinen.

Ich finde es sehr beeindruckend, in welche Detailtiefe sich Rossana Segreto vorgearbeitet hat, obwohl das Thema mit ihrer eigentlichen Arbeit vermutlich kaum etwas zu tun hat. Ich merke, dass eine ungeheure Motivation dahinterstecken muss, dass sie einen Großteil ihrer Freizeit für solche Recherchen opfert. Ich bin neugierig, wer die Autorin ist, recherchiere und finde heraus, dass sie, obwohl promoviert, als Technische Assistentin auf einer befristeten Stelle in der Mikrobiologie an der Uni Innsbruck arbeitet. Sie ist also eine Nachwuchswissenschaftlerin, was mir noch mehr imponiert. Denn ich weiß, dass man mit kontroversen Darstellungen schnell seinen Ruf ruinieren kann. Während Roland Wiesendanger als Beamter vermutlich eine sichere Stelle hat, kann eine angehende Forscherin wie Rossana Segreto als mögliche Nestbeschmutzerin leicht ihre gesamte berufliche Zukunft riskieren.

Mir wird klar, dass ich, obwohl als Hochschullehrer gut abgesichert und als ausgebildeter Molekularbiologe auch noch vom Fach, anders als die mutigen Kollegen Roland Wiesendanger und Rossana Segreto weitgehend in Deckung bleibe. Meine Selbstachtung sinkt ins Bodenlose. Bin ich einfach nur feige? Um mein ramponiertes Eigenbild zu korrigieren, beschließe ich, wieder etwas zu unternehmen. Weil mir erst mal nichts Besseres einfällt, möchte ich dem Magazin *Nature* eine zweite Chance geben.

Am 27. Februar 2021 schicke ich um 10.42 Uhr erneut eine Correspondence per E-Mail an die *Nature*-Redaktion. Der Titel sollte sehr vorsichtig sein, also eher Segreto- als Wiesendanger-Stil, um die Chancen einer Veröffentlichung zu erhöhen. Kein anständiger Wissenschaftler möchte als ignorant angesehen werden, denke ich. Und jeder gute Wissenschaftler liebt es, Hypothesen zu testen. Also gebe ich meinem Brief folgenden Titel: *Hypothesen zur Laborentstehung von SARS-CoV-2 sollten getestet statt ignoriert werden.*

Der Inhalt des Schreibens lautet in einer deutschen Übersetzung der Autoren (Original in Englisch)6: »Mehr als ein Jahr nach dem Ausbruch der verheerenden COVID-19-Pandemie ist der Ursprung des Erregers SARS-CoV-2 immer noch weitgehend unbekannt. Die meisten Experten auf diesem Gebiet waren sich schon früh einig, dass das Virus einen natürlichen zoonotischen Ursprung hat. [6] Inzwischen weisen jedoch immer mehr Wissenschaftler darauf hin, dass viele der entsprechenden Daten und Interpretationen nicht schlüssig oder sogar fehlerhaft sind, und Argumente, wonach das Virus aus einem Laborexperiment entkommen sein könnte, konnten bisher nicht widerlegt werden. [7] Die Idee, dass Menschen SARS-CoV-2 zum Beispiel im Rahmen von Gain-of-function-Experimenten erzeugt haben, ist eine vernünftige wissenschaftliche Hypothese neben anderen. Eine solche Hypothese an der Schnittstelle von Natur- und Geschichtswissenschaft könnte getestet werden und sollte nicht als Verschwörungstheorie betrachtet werden.

Für den Test sind jedoch nicht nur biologisches Fachwissen und Beweise erforderlich, sondern auch historische Dokumente wie zum Beispiel originale Laborbücher oder sogar Whistleblower. Solange der zoonotische Ursprung von SARS-CoV-2 nicht zweifelsfrei bewiesen ist, sollten Untersuchungen in alle Richtungen, unvoreingenommen und mit einer kriminalistischen Einstellung durchgeführt werden. Es ist enttäuschend, dass die renommiertesten Virologen und führende wissenschaftliche Zeitschriften wie *Nature* die historische Chance verpassen, bei solchen Untersuchungen an vorderster Front mitzuwirken. Wenn es nicht gelingt, den wahren Ursprung von SARS-CoV-2 zu finden, könnte sich die Geschichte wiederholen – die nächste Pandemie könnte gleich um die Ecke eines virologischen Labors entstehen. Gain-of-function-Experimente mit Coronaviren sollten gestoppt werden, solange nicht absolut garantiert werden kann, dass ein Ausbruch aus dem Labor unmöglich ist.«

Auch diesmal erkläre ich wieder in einem Anschreiben, um was es mir geht (in Übersetzung der Autoren aus dem englischen Original): »Sehr geehrte Damen und Herren, eine zunehmende Anzahl an Wissenschaftlern verschiedener Disziplinen ist darüber beunruhigt, dass die Untersuchungen zur Herkunft des neuen Coronavirus SARS-CoV-2 durch Vorurteile belastet sind. Diese Untersuchungen könnten daher darin scheitern, die wahre Herkunft des Virus zu finden. Bitte seien Sie so nett und ziehen eine Veröffentlichung meines Briefes in der Correspondence-Sektion Ihrer Zeitschrift in Erwägung, als lauten Appell an die Gemeinschaft der Wissenschaftler, die Herkunft von SARS-CoV-2 in alle Richtungen, vorurteilsfrei und mit einer kriminalistischen Grundeinstellung zu erforschen, um ähnliche Desaster in der Zukunft zu vermeiden. Vielen Dank im Voraus für die freundliche Beachtung meiner Einreichung! Mit besten Grüßen Günter Theißen«.

Wieder erhalte ich umgehend eine automatische Bestätigung und die schon bekannte Aussage, man wolle sich innerhalb von 15 Tagen mit mir in Verbindung setzen, sollte man Interesse an einer Veröffentlichung haben. Sollte ich jedoch nichts hören, werde die Angelegenheit nicht weiterverfolgt. Also wieder grüßt das Murmeltier. Aus Erfahrung heraus kann ich mir auch schon denken, wie es weitergeht. Okay, bei *Nature* sind sie halt unbelehrbar, was die Entstehung von SARS-CoV-2 angeht, denke ich. Aber was kann ich noch tun?

Wie Roland Wiesendanger bin ich kein Virologe und sein mutiger Vorstoß hat mir mehr als deutlich gemacht, dass man als Nicht-Virologe bei dem heiklen Ursprungsthema schnell auf massiven – zumeist auch unfairen – Widerstand stößt. Zwar hatte mir mein Vortrag vor dem Graduiertenkolleg im Dezember viel Zuspruch eingebracht. Aber einen Aufstand in der Wissenschaft konnte ich bei dem kleinen Zuhörerkreis natürlich nicht anzetteln. Ich frage mich langsam aber auch, ob ich mich überhaupt weiter so stark reinhängen sollte. Warum lasse ich nicht Mutigere in den Kampf ziehen, Leute wie Roland Wiesendanger und Rossana Segreto? Ich habe ohnehin Besseres zu tun. Oder?

Doch dann kommt mein Owen-Meany-Moment. Owen Meany ist die Hauptfigur in einem charmanten Roman von John Irving, den ich vor vielen Jahren gelesen habe. Darin übt ein schmächtiges, kleines Jüngelchen ständig Korbwürfe im Basketball, obwohl es für diese Sportart absolut nicht geeignet ist. Später stellt sich heraus, dass der Kerl mit den so erworbenen Fertigkeiten mehreren Kindern bei einem Bombenanschlag das Leben retten wird. Dieser Roman kommt mir also in den Sinn und in einem Akt übersteigerter Euphorie sind alle Selbstzweifel wie weggeblasen. Sollte meine ganze vielfältige Ausbildung, diese Odyssee durch verschiedenste Fachgebiete, am Ende vor allem dazu gut gewesen sein, die Herkunft dieses verdammten Virus aufklären zu helfen?

Ich greife zur Tastatur und bin wild entschlossen. Denn mittlerweile weiß ich, dass ich nicht alleine bin. Es gibt sie, die Einzelkämpfer und kleinen Gruppen, die sich zur Wehr setzen gegen die Meinungsübermacht. Man muss sich nur zusammentun, gemeinsam für die richtige Sache kämpfen. Jetzt weiß ich genau, was zu tun ist. Das Motto wird ab jetzt heißen: »Let's join forces – lasst uns die Kräfte bündeln!«

9 Lasst uns die Kräfte bündeln!

Mehr als ein Jahr ist vergangen, seit das Virus seine Reise um die Welt angetreten hat. Im Februar 2021 dominiert in der Öffentlichkeit noch immer die einseitige, unkritische Darstellung durch die Elite der Virologen die Sicht auf den unmittelbaren Ursprung der Pandemie. Kein Fortschritt, nirgends. Da auch die Medien die Einschätzung nicht weiter hinterfragen, wage ich einen neuen Anlauf. Mittlerweile kenne ich immerhin eine Handvoll Forscher-Kollegen, die meine Sichtweise zumindest ansatzweise teilen.

Am 27. Februar 2021 schreibe ich eine E-Mail an Rossana Segreto und Karl Sirotkin. Letzterer war mir mit einem hochinteressanten Artikel in der Fachzeitschrift *BioEssays*[1] aufgefallen, bei dem es um die Frage ging, ob und auf welche Weise man SARS-CoV-2 im Labor erschaffen haben könnte. Eine Kopie der E-Mail schicke ich an meine französischen Kollegen Jacques van Helden und Étienne Decroly sowie an Roland Wiesendanger. Im Original wurde die E-Mail natürlich auf Englisch verfasst, damit alle Adressaten sie lesen können. Nachfolgend gebe ich meine deutsche Übersetzung wieder:

»Liebe Kolleginnen und Kollegen, (...) Vielleicht ist es an der Zeit, die Kräfte zu bündeln, um gegen diesen lauten Chor, der das Zoonose-Lied singt, besser gehört zu werden. Wenn die Experten, die an einen zoonotischen Ursprung glauben, ein engmaschiges Netzwerk bilden, um ihre Interessen zu schützen, sollten diejenigen mit einer kritischen, unvoreingenommenen Haltung vielleicht dasselbe tun, um in diesen dunklen Zeiten ein gutes Beispiel für unvoreingenom-

menes, kritisches Denken zu geben. Auf jeden Fall muss der Ur-
sprung von SARS-CoV-2 aufgeklärt werden, was auch immer es war,
damit sich so etwas nicht wiederholen kann.«

»Lasst uns die Kräfte bündeln«, lautet nun also das Motto. Auch wenn ich mir, das muss ich zugeben, wenig Hoffnung auf Erfolg mache. Doch ich ahne zu diesem Zeitpunkt noch nicht, dass ich mit meinem Vorstoß offene Türen einrenne. Bereits einen Tag nach meinem Aufruf an die Kollegen erhalte ich eine E-Mail von der Pariserin Virginie Courtier. Ihr Name sagt mir zunächst nichts. Sie teilt mir mit, dass Jamie Metzl, von dem ich ebenfalls noch nie gehört habe, zusammen mit weiteren Kollegen eine gemeinsame Erklärung vorbereitet. Deren Titel (in deutscher Übersetzung): *Aufruf zu einer umfassenden und uneingeschränkten internationalen forensischen Untersuchung des Ursprungs von COVID-19.*

Noch verstehe ich nicht, was genau es damit auf sich hat. Ich klicke auf den Link in der E-Mail und gelange auf den Entwurf eines offenen Briefes. Dann wird mir plötzlich klar, dass sich gerade etwas anbahnt, das mir nach den frustrierenden Erfahrungen der vergangenen Monate wie ein Wunder erscheint. Die Verfasser des offenen Briefes bezeichnen sich als Wissenschaftler und Wissenschaftsvermittler, die sich schon unabhängig voneinander und auch gemeinsam mit dem Ursprung von SARS-CoV-2 befasst hätten. Auf der Grundlage dieser Analyse, schreiben sie, gebe es bisher jedoch keine Beweise für einen völlig natürlichen Ursprung des Virus. Aus diesem Grund sei die Annahme einer Zoonose neben der Möglichkeit eines Forschungsunfalls nur eine von mehreren möglichen Ursachen für das Auftauchen von SARS-CoV-2. Alle Varianten sollten gründlich untersucht werden, um das Rätsel zu lösen, heißt es weiter. Dies sei von entscheidender Bedeutung, um die gegenwärtige Corona-Welle zu bekämpfen und das Risiko künftiger Pandemien reduzieren zu können.

Donnerwetter, denke ich mir. Und bin völlig perplex. Das ist so ziemlich genau das, was ich schon in meinem Brief an *Nature* neun

Monate zuvor versucht hatte auszudrücken. Und es ist genau das, was ich seit Monaten herbeisehne, ein Aufstand der Wissenschaft gegen das Zoonose-Dogma. Ich beeile mich, Virginie Courtier zu antworten, und bringe meine Begeisterung über das Vorhaben zum Ausdruck. Ich wolle mein Bestes tun, um sie zu unterstützen, versichere ich ihr. Sie reagiert schnell und spricht mich direkt mit meinem Vornamen an, was mich verwundert. Doch dann klärt sie auf, dass wir uns kennen und sogar schon einmal begegnet sind. Sie war 2013 zu Besuch in meinem Labor in Jena und hatte dort ein Seminar vor meiner Arbeitsgruppe gehalten. Jetzt macht es bei mir klick. Virginie Courtier war mir als Virginie Orgogozo bekannt, wie sie damals noch hieß. Tatsächlich forscht sie wie ich zu genetischer Evolution, allerdings nicht der von Pflanzen, sondern der von Tieren. Nun treffen wir uns auf diese sonderbare Weise wieder. »Die Welt ist klein«, schreibt sie in ihrer E-Mail. Aber größer, als es ein kleiner Club Zoonose-gläubiger Virologen womöglich vermutet, geht mir durch den Kopf.

Ich komme aus dem Staunen kaum heraus. Hielt ich mich eben noch für einen weitgehend isolierten Einzelkämpfer, stelle ich nun fest, dass sich Dutzende Forscher aus aller Welt vernetzt haben, um diesen offenen Brief zu unterstützen. Wobei »aus aller Welt« nicht wirklich stimmt. Die meisten kommen aus Frankreich, fünf aus den USA, weitere aus Australien, Indien, Neuseeland, Großbritannien, Spanien, Belgien und Österreich. Es ist aber bislang kein Deutscher dabei, und noch auffälliger, aber für mich mittlerweile kaum noch verwunderlich, kein Chinese, zumindest keiner, der in dem asiatischen Land lebt. Die Beteiligten sind Virologen, Epidemiologen, Biologen, Mediziner, Chemiker, Genetiker wie ich, aber auch Sicherheitsforscher und Datenwissenschaftler sind darunter. Genau die richtige Mischung, denke ich mir – Forscher aus verschiedenen Disziplinen, die ganz unterschiedliche Herangehensweisen mit einbringen können, um der Sache auf den Grund zu gehen.

Als ich zu dieser Gruppe stoße, ist die Arbeit an dem offenen Brief bereits in vollem Gange. Die Zeit drängt, denn eine von der

WHO anberaumte internationale Untersuchung des Ursprungs von SARS-CoV-2 war einige Wochen zuvor zu einem vorläufigen Urteil gekommen. Erst Mitte Januar 2021 hatte ein 34-köpfiges Team[2] die Ermittlungen in Wuhan aufgenommen, aber bereits am 9. Februar 2021 wurde bei einer denkwürdigen Pressekonferenz verkündet, dass die Ermittlungen in Wuhan den Ursprung der Seuche zwar nicht hätten aufklären können, ein Labor-Zwischenfall jedoch »extrem unwahrscheinlich« sei.

Diese Aussage ist angesichts der dünnen Datenlage überaus provokant und eigentlich nur als ideologisches Statement zu verstehen – dass nicht sein kann, was nicht sein darf. Ein Schlag für unser Anliegen ist zudem die falsche Wahrnehmung in der Öffentlichkeit. Denn die Untersuchung wurde nicht allein von der WHO, sondern in Zusammenarbeit mit China durchgeführt, mit all den politischen Restriktionen, die das mit sich bringt. Es wird beispielsweise bekannt, dass jedem nicht-chinesischen Kommissionsmitglied ein chinesisches Mitglied als eine Art Aufpasser zur Seite gestellt wurde. Da nicht alle nicht-chinesischen Kommissionsmitglieder anreisten, waren die Chinesen sogar in der Mehrheit. Außerdem durften Äußerungen gegenüber Medienvertretern nur im Einvernehmen mit offiziellen Pekinger Stellen getätigt werden. Selten hat ein Regime seine diktatorische Vorgehensweise so wenig verschleiert. Viele Medien vermitteln jedoch den Eindruck, als habe die WHO selbst die Untersuchung geführt und bereits auch ein kompetentes Urteil gefällt.

Meine neuen Mitstreiter wollen daher rasch handeln, um den Zoonose-Zug zu stoppen, bevor er noch mehr Fahrt aufnimmt und damit die Glaubwürdigkeit von Wissenschaft und Medien noch stärker untergräbt, als es ohnehin schon der Fall ist: Für März hatte das von der WHO bestellte Team einen offiziellen Abschlussbericht angekündigt.

Ich stürze mich mit ins Getümmel. In den folgenden Tagen entwickelt sich eine rege Diskussion in der Gruppe meiner neuen Mitstreiter aus aller Welt. Auf einer kurzfristig anberaumten Videokonferenz am 2. März sehe ich zum ersten Mal, mit wem ich es zu tun habe. Fast ein Dutzend Forscher aus Frankreich, insbesondere Paris, bilden den Kern dieser aufrührerischen Truppe, weshalb sie informell auch als »Paris Group« bezeichnet wird. Doch viele ihrer Mitglieder lehnen diese Bezeichnung ab, verstehen sich nicht mal als Mitglieder einer festen Gruppe.

Zu den Franzosen zählen Jacques van Helden und Étienne Decroly, mit denen ich vor einigen Monaten erstmals Kontakt aufgenommen hatte. Und natürlich Virginie Courtier, der ich es überhaupt zu verdanken habe, dass ich dabei bin. Unter den anderen Forschern sind zum Teil schillernde Persönlichkeiten, etwa der US-Amerikaner Milton Leitenberg, ein Mann in seinen 80ern und ein weltweit bekannter Sicherheitsexperte, der sich viel mit Abrüstungskontrolle und Massenvernichtungswaffen beschäftigt hat. Damit hat die Sache für mich eine zuvor unvorstellbare Dimension erreicht. Milton ist bestens vernetzt in die Washingtoner Politik, hat Kontakte in Senat und Repräsentantenhaus und – für uns immer wieder wichtig – über verschlungene Pfade auch zu Geheimdiensten. Er tritt in der Runde selbstbewusst, manchmal auch recht ruppig auf und hat offenbar genaue Vorstellungen, wie das Projekt zu laufen hat, und muss deshalb gelegentlich etwas gebremst werden. Schon im Juni 2020 hatte er in einem Essay im *Bulletin of the Atomic Scientists*[3] auf all die seltsamen Umstände hingewiesen, die den Ausbruch des Virus in Wuhan umranken.

Auch Richard Ebright gehört der Runde an, ein bekannter Molekularbiologe aus den USA, der mit seiner sonoren, tiefen Stimme stets in wohlformulierten Sätzen sachlich seine Meinung kundtut. Er ist schon lange ein prominenter Kritiker von Gain-of-function-Experimenten. Im Januar 2020 war Richard Ebright einer der Ersten, der nach dem Auftauchen von SARS-CoV-2 einen Laborunfall als mögliche Ursache nannte.[4]

Treibende Kraft bei dem offenen Brief ist, neben Virginie Courtier, Jamie Metzl, ein dynamischer Mann in seinen 50ern und ein echter Tausendsassa. Er ist Berater der WHO, arbeitete für die Regierung von US-Präsident Bill Clinton, schreibt außerdem Bücher und peitscht viele andere Projekte voran. Er erinnert mich von seiner Erscheinung her verdammt stark an Lance Armstrong. Wie der Zufall es will, ist Jamie Metzl selbst sportbegeistert und hält mit seinen Erfolgen bei Triathlons und Ultramarathons nicht hinterm Berg. Ich bin aber sicher, dass er sie ehrlicher errungen hat als Lance Armstrong. Jamie Metzl ist ein echtes Organisationstalent und hat ein gutes Händchen für den Umgang mit Medien. In unserer Videokonferenz spricht er von Kontakten zur *New York Times* und dem *Wall Street Journal*, über die er den offenen Brief lancieren möchte. Dafür müssen wir uns jedoch an ein Embargo halten, vor dessen Ablauf nichts an die Öffentlichkeit dringen darf. Es herrscht eine Atmosphäre wie bei einer Geheimoperation – und ich muss mir eingestehen, dass ich das alles ziemlich spannend finde. Obendrein wird mir klar, dass das Ganze eine völlig andere Dimension erreicht als das, an was ich bislang gedacht hatte. Die *New York Times* – wow!

Zu unserem Kreis zählen auch Datenwissenschaftler der Gruppe DRASTIC, von der ich zum ersten Mal höre. Dabei hatten sich diese Twitter-Detektive bereits im Februar 2020 zusammengefunden, um im Internet Hinweise zum Ursprung der Pandemie aufzuspüren. Der Name DRASTIC ist ein Akronym für Decentralized Radical Autonomous Search Team Investigating Covid-19. Die Gruppe hat immer wieder mit spektakulären Entdeckungen für Aufsehen gesorgt, was aber komplett an mir vorbeigegangen ist, da ich Twitter noch nie benutzt hatte. Bislang dachte ich, das sei etwas für Menschen mit zu viel Zeit, Irre, Demagogen – und amerikanische Präsidenten, die in dieses Anforderungsprofil passen. Im Grunde denke ich das immer noch.

Eines der DRASTIC-Mitglieder fand ein Dokument im Netz, welches den Blick auf die mysteriösen Krankheitsfälle rund um die Mojiang-Kupfermine im Jahr 2012 lenkte – jenem Ort, wo später der möglicherweise nahe mit SARS-CoV-2 verwandte RaTG13 gefunden wurde. Die Zahl der DRASTIC-Mitglieder, von denen die meisten anonym bleiben wollen, schwankt um die 25. Ein bekennendes

DRASTIC-Mitglied ist der neuseeländische Datenwissenschaftler Gilles Demaneuf, ebenfalls Unterzeichner des offenen Briefes. Auch Rossana Segreto, die mutige Forscherin aus Italien, hatte sich bei DRASTIC engagiert, sich aber später aus der Gruppe zurückgezogen. Auch sie beteiligt sie sich zu meiner Freude an dem offenen Brief.

Die Zeit ist knapp, Jamie Metzl, der ein gutes Gespür für das mediale Momentum hat, drängt zur Eile. Die Arbeit an dem offenen Brief ist intensiv, wirkliche Dispute gibt es allerdings keine. Denn in der Sache sind wir uns einig, etwa darüber, dass wir keine der relevanten Hypothesen zum Ursprung von SARS-CoV-2 ausschließen wollen. Im Gegenteil, alle sollen als beachtenswert angesehen und streng geprüft werden. Obwohl auch bei uns einzelne bereits eine recht gefestigte Meinung ausgebildet haben, wie der Mediziner und Unternehmer Steven Quay. Er hatte in einer eigenen Analyse berechnet, dass ein Laborunfall mit einer Wahrscheinlichkeit von 99,8 Prozent Ursache der Pandemie ist, eine Zoonose hingegen nur zu 0,2 Prozent. Doch die von ihm verwendeten Methoden der Wahrscheinlichkeitsrechnung sind mit einigen Fragezeichen behaftet, und die Mehrheit der Gruppe sieht die Stärke unseres Vorstoßes gerade darin, offen zuzugeben, dass auch wir Forscher – zumindest derzeit – nicht mit Sicherheit sagen können, wie SARS-CoV-2 in die Welt kam. Ganz im Gegensatz zu jenen also, die seit Beginn der Pandemie auf einer Zoonose bestehen.

Nicht ganz einig ist man sich allerdings darüber, ob auch Schuldige für die ungeklärte Ursprungsfrage benannt werden sollten. Wir entscheiden uns dagegen. Auch die WHO wird auf Drängen von Jamie Metzl nicht kritisiert – er hat schließlich gute Beziehungen zu der Organisation und überzeugt uns, ihr eher den Rücken zu stärken, damit sie bei der Aufklärung mithelfen kann. Immerhin war es auch WHO-Chef Tedros Adhanom Ghebreyesus, der das internationale Ermittler-Team nur wenige Tage nach deren Absage an die Laborunfall-Hypothese zurückgepfiffen hatte. Alle Möglichkeiten seien nach wie vor im Rennen und müssten untersucht werden, hatte er betont. Kritik wird in dem offenen Brief daher vor allem an der WHO-China-Mission geübt, der wir erhebliche Mängel vorwerfen. In unseren Augen stellt das Ganze mehr eine Show- und Alibi-Veranstaltung als eine ernsthafte Untersuchung dar.

Schon vor Beginn der Mission gab es Querelen und Verzögerungen. Und die Rahmenbedingungen der Untersuchungen machen es schier unmöglich, dass sie tatsächlich etwas zutage fördern könnten, was ein schlechtes Licht auf China oder die Labore in Wuhan wirft. Allein deshalb, weil die Kommissionsmitglieder weder Einsicht in forensisch relevante Unterlagen – zum Beispiel Laborprotokolle – bekommen haben noch frei mit ihren chinesischen Kollegen sprechen konnten. Und wer die von Peking vorgegebenen politischen Rahmenbedingungen in etwa kennt, der wird nicht davon ausgehen, dass die chinesischen Kommissionsmitglieder auch nur annähernd unabhängig agieren und urteilen können.

Eine Person wird von uns dann doch öffentlich kritisiert, ohne jedoch ihren Namen zu nennen: Peter Daszak, ebenfalls Mitglied der WHO-China-Mission. Seine Teilnahme an den Ermittlungen in Wuhan ist ein Skandal, denn er ist ein beinharter Verfechter der Zoonose-Hypothese. Er war es, der den *Lancet*-Brief orchestriert hatte. Seine Organisation EcoHealth Alliance hatte über Jahre Forschungsgelder für das Wuhan Institute of Virology an Fledermaus-Coronaviren organisiert, was mindestens einen massiven Interessenkonflikt darstellt. Sehr früh hatte Peter Daszak die Idee eines Labor-Zwischenfalls als »puren Unsinn« bezeichnet.[5] Und nun soll er unabhängig und vorurteilsfrei den Ursprung von SARS-CoV-2 ermitteln? Im offenen Brief sprechen wir diplomatisch von »ernsthaften Zweifeln an seiner wissenschaftlichen Objektivität«. Dabei ist uns allen klar: Ein Laborunfall in Wuhan, möglicherweise noch in einem seiner Kooperationsprojekte, wäre für Daszak eine absolute Katastrophe, bei der ihm sogar massive juristische Konsequenzen drohen könnten. Welches Interesse sollte er also an der Aufklärung haben, wenn diese auch einen Laborunfall zutage fördern könnte?

Doch wir kritisieren nicht nur, wir machen auch konkrete Vorschläge, wie eine professionelle Suche nach dem Ursprung der Pandemie auszusehen hätte. Dabei fällt mir Filippa Lentzos auf, ebenfalls Mitglied unseres Verbundes und Sicherheitsexpertin vom King's College London, die sich viel mit der Gefahr biologischer Waffen beschäftigt hat. Sie ist jünger als viele der anderen Mitstreiter, jedoch unglaublich eloquent und engagiert. Sie hatte bereits im Mai 2020 in einem Artikel eine forensische Untersuchung der WHO zum Ursprung von SARS-CoV-2 gefordert[6] – also Ermittlungen wie in einem Kriminalfall. Aber dafür müssten die Beteiligten auch Zugang zu allen wichtigen Daten bekommen, etwa den Virus-Sammlungen in den Forschungseinrichtungen in Wuhan sowie Aufzeichnungen zu möglichen Verstößen gegen die Sicherheitsvorschriften. Um einen Laborunfall als Ursprung von SARS-CoV-2 auszuschließen, wäre eine akribische Detektivarbeit notwendig. Mitarbeiter der Labore müssten befragt werden dürfen, und zwar in vertraulichen Gesprächen. Auch sollte China Zugang zu allen relevanten Orten gewähren, wie etwa der Mojiang-Kupfermine in Südchina. Diese Forderungen, die Filippa Lentzos früh aufgestellt hatte, fließen am Ende in unseren offenen Brief mit ein.

Klar ist uns auch, dass so eine Untersuchung eine Mammutaufgabe darstellt, die Naturwissenschaftler wie Virologen, Genetiker und Epidemiologen alleine nicht bewältigen können. Einmalige Ereignisse wie der Ausbruch einer Pandemie entziehen sich ohnehin einem wichtigen Grundprinzip naturwissenschaftlicher Forschung: der Reproduzierbarkeit. Als verlässlich nachgewiesen gilt etwas, das auch von anderen Forschern in Experimenten beliebig wiederholt nachgewiesen werden kann. Doch wie soll das beim Ausbruch einer Pandemie funktionieren? Wie beim Aussterben der Dinosaurier kann man das Ereignis ja nicht wiederholen – und zumindest im Fall des Ausbruchs einer Pandemie sollte man es ganz sicher auch nicht wollen. Also, tschüss Reproduzierbarkeit! Hallo Indizienbeweis! Neben Forensik müssen im Prinzip also auch Methoden der Geschichtswissenschaft zur Anwendung kommen. So etwas können einzelne Disziplinen wie Evolutionsbiologie oder Paläontologie oftmals nicht alleine leisten. Im Falle des Aussterbens der Dinosaurier braucht man etwa auch Geologen, die in Gesteinsschichten nach Spuren suchen, die etwa auf einen gewaltigen Asteroiden-Einschlag oder gigantische Vulkanausbrüche hindeuten. Dass eine Untersuchung interdisziplinärer und forensischer Natur sein muss, ist deshalb die Kernbotschaft unseres offenen Briefes.

Nach wenigen Tagen hektischen Treibens kann sich unsere Gruppe schließlich auf eine Formulierung einigen. Die Erwartungen an den offenen Brief sind gewaltig. Die Weltöffentlichkeit wird endlich von dem unglaublichen Skandal erfahren, bin ich überzeugt. Sie wird endlich merken, wie lange sie im Unklaren darüber gelassen wurde, dass es zum Ursprung von SARS-CoV-2 keine gesicherten Erkenntnisse gibt. Ich bin davon überzeugt: Wenn das geschafft ist, erledigt sich der Rest fast wie von allein.

Am 4. März 2021 ist es schließlich so weit. Das Embargo läuft ab, unser Brief wird veröffentlicht.[7] Ich bin gespannt, ob es Jamie Metzl tatsächlich gelungen ist, die Aufmerksamkeit der großen Zeitungen auf unseren Vorstoß zu lenken. Und tatsächlich, das *Wall Street Journal*[8], die *New York Times*[9] und die einflussreiche französische Zeitung *Le Monde*[10] berichten als Erste. In den folgenden Tagen ziehen andere Zeitungen nach, darunter auch die *Washington Post*.[11] Mehr als hundert Berichte in Zeitungen und Online-Portalen werden es am Ende weltweit sein.

In der Gruppe herrscht Euphorie, ein Gewitter von E-Mails zieht durch unseren Verteiler. Jamie Metzl berichtet von vielen Interviewanfragen, die indische Wissenschaftlerin Monali Rahalkar wird in ihrer Heimat in Fernseh-Talkshows eingeladen, französische Kollegen werden von berühmten Zeitungen wie *Le Figaro* interviewt. Doch was ist mit mir? Ich kann von nichts dergleichen berichten, was mir fast ein bisschen peinlich ist. Der offene Brief hinterlässt in Deutschland wenig Eindruck. Mit einer Ausnahme. Am Folgetag erreicht mich eine Anfrage von ntv.de, der Online-Nachrichtenseite des Fernsehsenders ntv. Es wird das erste Mal sein, dass mich ein deutscher Journalist zu dem Thema interviewt.[12] Etwas später meldet sich eine freie Journalistin, die für die *ZEIT* schreibt. Doch ihr durchaus kritischer Artikel, der sich vor allem um Roland Wiesendanger dreht,[13] schafft es nur in die Hamburger Lokalausgabe, während in der überregionalen Ausgabe ein Mitglied der WHO-China-Mission, Fabian Leendertz, seine Erfolge bei der Aufklärung natürlicher Zoonosen darstellen darf.[14] Schon wieder wird der Eindruck erweckt, Zweifel an der zoonotischen Entstehung von SARS-CoV-2 müssten nicht wirklich ernst genommen werden. Bei meiner Nachfrage, warum da so sei, wird mir mitgeteilt, leitende Redakteure der *ZEIT* würden eine nicht-natürliche Entstehung des neuen Coronavirus immer noch für eine Verschwörungstheorie halten und lehnen daher eine Publikation darüber ab.

Aber ich versuche es positiv zu sehen: Zumindest bleibt ein Shitstorm aus. Ich hatte durchaus damit gerechnet, dass ich für meine Teilnahme an dem offenen Brief öffentlich kritisiert werde. Oder dass ich einen Anruf von der Leitung meiner Alma Mater, der Friedrich-Schiller-Universität Jena, erhalte, warum ich dem Ruf der Institution schade. Ich hatte mir dafür schon ein paar Sprüche von Friedrich Schiller als Antwort zurechtgelegt: »Geben Sie Gedankenfreiheit!« Aber es geschieht nichts dergleichen, im Gegenteil. Wie nach meinem Vortrag vor dem Graduiertenkolleg des Max-Planck-Instituts erreichen mich erneut E-Mails, in denen mir Menschen Dank und Unterstützung aussprechen.

Nur leider: In den folgenden Tagen legt sich das Interesse rasch wieder, die Berichterstattung kommt zum Erliegen. International gesehen war das Interesse der Medien an unserem offenen Brief zwar groß. Aber seine Wirkung bleibt am Ende doch gering. Die etablierten Virologen, die weiter unbeirrbar an der Zoonose-Hypothese festhalten, zeigen sich von unserem Vorstoß völlig unbeeindruckt. Erneut macht sich Enttäuschung in mir breit. Einige meiner Mitstreiter sind zwar unbeirrt, der umtriebige Jamie Metzl lässt sich nicht verdrießen und treibt die Arbeit an einem zweiten offenen Brief voran. Doch wird ein Nachschlag ausreichen?, so frage ich mich in jenen Tagen. Noch ahne ich nicht, dass sich parallel zu unserer Gruppe auch etwas in der engeren Virologen-Gemeinschaft zusammenbraut. Bei der Suche nach dem Ursprung von SARS-CoV-2 steht etwas bevor, das manche als Zeitenwende erachten.

10 Ein Brief in *Science* – und schon wendet sich das Blatt

Die ersten Märztage des Jahres 2021 sind vorüber. Deutschland hat im Winter eine schwere Infektionswelle mit vielen Todesfällen hinter sich gebracht – und die nächste rollt an. Etwas ist anders: Mittlerweile gibt es Impfstoffe. Hoffnung keimt auf, dass die Pandemie bald vorüber sein könnte. Zugleich ist inzwischen so gut wie jedem klar: Nach der Pandemie bedeutet vor der Pandemie. Denn so lange man nicht weiß, wie SARS-CoV-2 diesen Wahnsinn auslösen konnte, kann so eine Katastrophe jederzeit wieder über uns hereinbrechen. Unsere lose Gruppe internationaler Forscher hat sich zum Ziel gesetzt, genau das möglichst zu verhindern.

Aus diesem Grund machen wir uns daran, die rätselhaften Umstände zu entziffern, welche den Ausbruch von COVID-19 ermöglicht haben. Es werden wissenschaftliche Workshops organisiert, vor allem die Franzosen in unserer Gruppe, die in Ermangelung eines offiziellen Namens in Medien nach wie vor meist als Paris Group bezeichnet wird, treiben das voran. Einmal im Monat werden Fachleute zu digitalen Treffen eingeladen: Mediziner, Virologen, Epidemiologen und Bioinformatiker, aber auch Geographen und Stadtplaner, die beispielsweise erörtern, wie Viren sich über U-Bahnnetze in Wuhan und anderswo ausbreiten könnten oder können. Auch Mitglieder des losen Zusammenschlusses referieren zu ihrem Fachgebiet.

Soweit es geht, wird keine Sichtweise ausgespart. Vertreter der Hypothese einer Zoonose als Beginn des Schlamassels werden eingeladen, denn es geht uns vor allem um eins: den Ursprung dieser

Pandemie wissenschaftlich aufzuklären, wie auch immer das Ergebnis ausfällt. Deshalb wollen wir allen Sichtweisen Raum geben. Dass jedoch nur wenige Forscher, die eine Zoonose favorisieren, unseren Einladungen folgen – und dann auch nur zögerlich –, bedauern wir sehr. Es verwundert uns allerdings auch nicht. Eine argumentative Auseinandersetzung mit uns kommt ja schon einem Eingeständnis gleich, dass auch Alternativen zur natürlichen Zoonose diskussionswürdig sind. Und Ignorieren ist immer noch die effektivste Art der Verachtung, selbst in der Wissenschaft.

Unterdessen schließt eine andere Experten-Gruppe den ersten Teil ihrer Untersuchung zum Ursprung von SARS-CoV-2 ab. Ende März 2021 legt das gemeinsame Ermittler-Team von WHO und China den Abschlussbericht seiner Expedition vor. Und wie erwartet, müssen die Experten eingestehen, dass sie während ihres vierwöchigen Trips nach Wuhan das Rätsel um SARS-CoV-2 nicht lösen konnten. Jedenfalls steht wenig Neues in ihrem 313 Seiten starken Fazit.[1] Erstaunlich ist zumindest, dass die Autoren den Beginn des Ausbruchs in den Monaten vor Mitte Dezember 2019 vermuten, womöglich sogar schon rund zehn Wochen davor. Damit hätte sich SARS-CoV-2 also eine Zeitlang ausgebreitet, bevor das Problem erkannt wurde.

Bei der Frage nach dem Ursprung hingegen präsentieren die Ermittler wenig Überraschendes. Wie sie bereits bei der Pressekonferenz am 9. Februar 2021 in Wuhan durchblicken ließen, sieht der Bericht als Ausgangspunkt der Pandemie ein bisher unbekanntes Wesen, das als Wirt zwischen Ursprungstier – vermutlich einer Fledermaus – und Mensch diente. Dieser Übertragungsweg wird in dem Dokument als »wahrscheinlich bis sehr wahrscheinlich« (»likely to very likely«) gewertet. Immerhin noch als »möglich bis wahrscheinlich« (»possible-to-likely«) wird eine direkte Übertragung – also ohne Zwischenwirt – von einer Fledermaus auf den Menschen eingeschätzt. Den entscheidenden Beweis für diese Hypothesen bleiben die Ermittler jedoch schuldig: ein Tier mit RNA von SARS-CoV-2 oder spezifischen Antikörpern gegen das Virus, von dem dann der Sprung auf den Menschen erfolgt sein soll. Dabei waren in ganz China mehr als 80 000 Proben aus Wildtieren und 35 Arten von Nutztieren sowie Geflügel auf SARS-CoV-2 oder entsprechende Antikörper getestet worden. Alle Ergebnisse waren negativ.

Eine weitere Variante der Zoonose-Hypothese, nach der das Virus über gefrorene oder gekühlte Tierprodukte nach Wuhan gelangte, bewerten die Fachleute immerhin als »möglich« (»possible«) – höchstwahrscheinlich eine Konzession an die chinesischen Gastgeber. Doch in keiner der Proben von gefrorenen oder gekühlten Tierprodukten, die auf dem Huanan-Markt in Wuhan verkauft worden waren, tauchte der Erreger auf.

Die vierte von der WHO-China-Mission untersuchte Hypothese, ein Laborunfall, wird als einzige als »extrem unwahrscheinlich« (»extremely unlikely«) eingestuft. Eine absurde Bewertung. Zwar gibt es für die Möglichkeit eines Laborunfalls eine ganze Reihe verdammt verdächtiger Indizien, aber keine eindeutigen Hinweise – für die drei übrigen Hypothesen allerdings auch nicht. Auf welcher Grundlage konnten dann die Kommissionsmitglieder zu solchen Wahrscheinlichkeitsaussagen kommen? Die von der WHO-China-Mission gemachten Aussagen sind also nur wenig hilfreich. Sie wirken eher wie eine Selbstversicherung, schließlich wird gleich zu Beginn des Berichts betont, dass die Aufgabe der Ermittler darin bestand, die zoonotische Quelle des Virus zu finden.[2] Die Aussage in ihrem Bericht, dass von den vier erwogenen Hypothesen alle bis auf die Variante des »extrem unwahrscheinlichen« Laborunfalls weiter untersucht werden sollen, ist ein echtes Politikum.

Zum Glück bleibt das vermeintlich eindeutige Ergebnis der Untersuchung nicht unwidersprochen. Einige nutzen sofort ihren guten Draht zu WHO-Chef Tedros Adhanom Ghebreyesus, um ihm mächtig ins Gewissen zu reden. Am gleichen Tag noch verkündet der Äthiopier schließlich, es sei nicht genug getan worden, um einen Unfall zu untersuchen. Die Ermittlungen in den Laboren vor Ort seien nicht gründlich gewesen. Allerdings sei das nicht allein die Schuld des Teams gewesen, ließ der WHO-Generaldirektor durchblicken. Es habe schlicht an den notwendigen Informationen gemangelt.

Tatsächlich hatten die internationalen Experten keine Gelegenheit, in Wuhan eigene Proben zu nehmen oder Rohdaten aus den Laboren auszuwerten. Sie mussten sich auf das verlassen, was ihnen vom chinesischen Teil des Teams präsentiert wurde. Tedros fordert aus diesem Grund weitere Untersuchungen zum möglichen Laborunfall, die dafür notwendigen Spezialisten würde er zur Verfügung stellen. Aus seiner Sicht seien weiterhin alle »Hypothesen auf dem Tisch«.

Der Unmut über das Ergebnis der Mission ist international groß. In einer gemeinsamen Erklärung fordern die USA, Großbritannien und zwölf weitere Länder »eine transparente und unabhängige Analyse und Bewertung« des Ursprungs von SARS-CoV-2 – und zwar »frei von Einmischung und unzulässiger Einflussnahme«.[3] Auch die Europäische Union verlangt zusätzliche Untersuchungen mittels »Zugriffs auf alle relevanten Standorte und auf alle verfügbaren Daten zu Mensch, Tier und Umwelt«. Dazu zählte die EU auch Informationen zu den ersten identifizierten COVID-19-Fällen. Auch sollten weitere Blutproben auf Antikörper gegen SARS-CoV-2 untersucht werden.[4] Dass auch von China selbst bis dahin noch immer keine Blutspenden in Wuhan aus den Monaten vor dem Ausbruch untersucht wurden, lässt viele ratlos zurück. Mich nicht, denn für mich ist mittlerweile völlig klar: China will gar keine Aufklärung, sonst hätten sich die zuständigen Offiziellen völlig anders verhalten.

In unserer Gruppe wird die Empörung über die offenkundig voreingenommenen Ermittlungen geteilt. Und auch wir wollen das nicht unkommentiert lassen. Beflügelt vom Erfolg unseres ersten Vorstoßes, erarbeiten wir einen zweiten offenen Brief, der am 7. April 2021 veröffentlicht wird.[5] Wir betonen, dass der WHO-China-Bericht genau das Ergebnis geliefert hat, vor dem wir im ersten offenen Brief gewarnt hatten. Auch wir kritisieren das Fehlen wichtiger Daten und biologischer Proben. Zudem weisen wir auf Fehler hin. So wird im Anhang des Berichts die Virologin Shi Zhengli mit den

Worten zitiert, bei der Feldarbeit in Fledermaushöhlen hätten die Forscher aus Wuhan stets mit voller Schutzausrüstung gearbeitet. Dabei existieren Aussagen, Fotos und Videos, dass dies nicht immer der Fall war. Shi Zhengli selbst hatte in einer Präsentation 2018 gesagt, dass hochwertige Schutzmaßnahmen nicht immer ergriffen würden. In den meisten Fällen reiche gewöhnlicher Schutz aus.

Ein fragwürdiger Punkt ist auch die im Anhang des Berichts nicht näher benannte Zahl von Mitarbeitern des Wuhan Institute of Virology, deren Blut auf SARS-CoV-2-Antikörper getestet worden war. Ein positiver Befund unter diesen könnte Hinweis auf eine überstandene Infektion sein, vielleicht nach einem Laborunfall. Aber alle Mitarbeiter der Einrichtung seien negativ getestet worden, heißt es. Das ist deshalb merkwürdig, weil in Wuhan im April 2020 fast vier Prozent der Bevölkerung Antikörper gegen SARS-CoV-2 aufwiesen. Wie kann es sein, dass alle rund 590 Mitarbeiter des Instituts vom Virus komplett verschont blieben? Zwei Mitglieder unserer Gruppe, Steven Quay und Gilles Demaneuf, haben die Wahrscheinlichkeit dafür mit weniger als eins zu einer Milliarde berechnet.[6]

Und natürlich bemängeln wir in unserem offenen Brief die Schlussfolgerung der WHO-China-Mission, dass eine Zoonose mittels Zwischenwirt der wahrscheinlichste Ursprung der Pandemie sei. Als Argument wird etwa genannt, dass bei vorherigen Pandemien wie SARS-CoV-1 und MERS ein Zwischenwirt eine Rolle gespielt habe. Zudem habe sich gezeigt, dass SARS-CoV-2 auch Tiere infiziere, die weltweit in großer Dichte auf Zuchtfarmen gehalten werden. Dort könne es zu komplexen Übertragungswegen kommen, die mitunter schwer zu entschlüsseln seien, wie Beispiele aus der Vergangenheit gezeigt hätten.

Das kann zwar sein, ist aber kein Beweis dafür, dass es tatsächlich so war. Aus endlich vielen Beispielen der Vergangenheit sichere Schlussfolgerungen für einen neuen Fall zu ziehen, ist – strenggenommen – unzulässig. Tatsache bleibt, dass der postulierte Zwischenwirt bei SARS-CoV-2 bisher nicht entdeckt wurde. Die Autoren des Berichtes bringen einfach wieder nur die altbekannten pauschalen Plausibilitätsargumente vor, für die es im Grunde keiner Ermittlermission und keiner neuen Untersuchungen bedurft hätte. Keines dieser Argumente kann als Nachweis einer natürlichen Zoonose im konkreten Fall von SARS-CoV-2 gelten – und keines dieser Argumente schließt einen Laborunfall aus. Was es dazu bräuchte, wären neue relevante Daten. Ein alternativer Übertragungsweg durch einen Laborunfall wird in dem Bericht demgegenüber fast ignoriert. Lediglich rund 440 Wörter werden der Laborunfall-Hypothese gewidmet, weniger als ein Prozent des gesamten Reports. Und gleich fünfmal wird im Anhang in Bezug auf einen möglichen Vorfall im Wuhan Institute of Virology von »Verschwörungstheorien« gesprochen.

Kurzum: Der Bericht ist ein Skandal. Es folgt noch ein dritter offener Brief unserer Gruppe, der am 30. April 2021 veröffentlicht wird.[7] Auch in diesem kritisieren wir nicht nur die bisherigen Bemühungen, sondern machen erneut konkrete Vorschläge, wie man dem Rätsel auf den Grund gehen könnte. Zum Beispiel durch die Auswertung anonymisierter Daten und Proben von frühen CO-VID-19-Patienten in Wuhan, ihren Kontaktpersonen und weiteren Verdachtsfällen sowie aller Arten von Protokollen aus Laboren und Behörden, die an der Coronavirusforschung beteiligt waren. Auch die gigantische Virus-Datenbank des Instituts in Wuhan, die für das Ermittler-Team nicht einsehbar war, sollte einbezogen werden dürfen. Ihr einst öffentlicher Teil war im September 2019 vom Netz genommen worden, also drei Monate vor dem offiziellen Beginn des Ausbruchs. Gegenüber dem WHO-China-Team begründeten die Forscher des Instituts das Offline-Stellen der Informationen mit mehr als 3000 Hacker-Angriffen auf die Datenbank. Wenn SARS-CoV-2 oder ein Vorgänger dort nicht verzeichnet ist, würde gerade diese Datensammlung die Einrichtung entlasten.

Trotz der offenkundig völlig voreingenommen und wenig fruchtbaren Ermittlungen der Mission, trotz unserer offenen Briefe und trotz der Forderung von WHO-Chef Tedros Adhanom Ghebreyesus und zahlreicher Staaten nach neuen Ermittlungen machen prominente Virologen auch im Frühjahr 2021 weiterhin keine Anstalten, von der Ausschließlichkeit einer Zoonose abzuweichen. Ihre Phalanx scheint geschlossen. Doch dieser Eindruck täuscht. Denn innerhalb ihrer vermeintlich homogenen Gemeinschaft brodelt es.

Im Frühjahr wird ein Schriftstück publik, welches einen Wendepunkt darstellt. Am 14. Mai 2021 veröffentlichen 18 renommierte Biologen einen Artikel im Wissenschaftsmagazin *Science*, der in der Rubrik Letters erscheint. Der Titel dieses Briefes enthält eine erstaunlich klare Aufforderung: *Investigate the origins of COVID-19* (*Untersucht den Ursprung von COVID-19*).[8] Die Autoren starten mit der Floskel, wie viel die Wissenschaft schon über SARS-CoV-2 herausgefunden habe. Doch hinsichtlich seines Ursprungs wird eine »weitere Untersuchung« als »nötig« eingestuft. Dann kommt der Satz, der ein Novum in einer derart angesehenen Fachzeitschrift darstellt: »Die Theorien der versehentlichen Freisetzung aus einem Labor und der zoonotischen Verbreitung bleiben beide nach wie vor stichhaltig.«[9] Es ähnelt ziemlich genau jener Feststellung, die ich fast auf den Tag genau ein Jahr zuvor in meinem ersten Brief an *Nature* gemacht hatte. Damals wurde die ignoriert, jetzt scheint sie akzeptabel zu sein.

Ich fühle mich bestätigt. Aber andererseits ärgere ich mich auch. Durch das Ansehen des *Science*-Magazins wird die Labor-Hypothese zwar rehabilitiert. Anderseits ist es offenbar ausschließlich das Renommee der Verfasser und nicht die Qualität der Argumentation an sich, die den Unterschied macht. Viele der Autoren des *Science*-Briefes kommen von angesehenen Eliteuniversitäten in den USA, darunter Harvard, Yale, Caltech, Berkeley und Stanford. Im Vergleich dazu wirkt unsere internationale Forschergruppe wie ein bunt zusammengewürfelter Haufen schlecht bewaffneter Bauern, die für eine gerechte Sache kämpfen, aber chancenlos sind. Wer hört schon auf Immunologen aus Australien, Virologen aus Marseille oder einen Genetiker aus dem kleinen Jena? Mit derselben Arroganz, mit der prominente Virologen im *Lancet*-Brief Anfang 2020 der Zoonose-Hypothese auf den Thron verhalfen, kann offenkundig wiederum nur eine mutmaßliche Elite der Laborhypothese die Absolution erteilen.

Wie wir kritisieren auch die Autoren des *Science*-Briefes den Report der WHO-China-Mission als unausgewogen, fordern wie wir eine neue, gründliche Untersuchung, die auf breiter Expertise beruhen und unabhängig überwacht werden sollte. »Wir müssen Hypothesen sowohl zu natürlichen als auch laborbedingten Übertragungen ernst nehmen, bis wir genügend Daten haben«[10], schreiben die Wissenschaftler. Der ganze Duktus ähnelt stark unseren mittlerweile drei offenen Briefen, doch die Autoren nehmen darauf keinen Bezug.

Für mich ist es auch ein Déjà-vu meiner erfolglosen Briefe an *Nature*. Ich ärgere mich noch aus einem weiteren, wesentlich gravierenderen Grund. Ich frage mich nämlich: Warum haben diese Elite-Universitäts-Koryphäen 15 Monate lang geschwiegen und weitgehend tatenlos zugesehen, als Kritiker des Zoonose-Mantras ignoriert oder gar als Verschwörungstheoretiker verunglimpft wurden? Hätten sie früher Druck gemacht, hätten sie früher konsequent eine ergebnisoffene Untersuchung gefordert, wäre vielleicht früher, ernsthafter und aussichtsreicher nach der wahren Entstehung von SARS-CoV-2 gefahndet worden.

In unserer internationalen Forschergruppe sind wir uns sicher, dass es nicht zuletzt unsere offenen Erklärungen waren, die den *Science*-Brief provoziert haben. Eine der Autorinnen der *Science*-Stellungnahme, Alina Chan, war ja auch Unterzeichnerin unseres ersten Briefes – sicher kein Zufall. »Leute, wir haben wirklich etwas bewirkt«, ist sich Jamie Metzl sicher. Dennoch bleibt bei vielen von uns ein zwiespältiges Gefühl.

Tatsache jedenfalls ist, dass der *Science*-Brief einer neuen, offeneren Denkweise bei der Suche nach dem Ursprung der Pandemie zum Durchbruch verhilft. Besonderes Gewicht hat dabei die Teilnahme von Ralph Baric, einer der profiliertesten Forscher an SARS-ähnlichen Coronaviren weltweit. Bei seiner Gain-of-function-Forschung hatte er mit dem Wuhan Institute of Virology und Shi

Zhengli zusammengearbeitet.[11] Bereits im Mai 2020 hatte Baric in einem Interview mit dem Portal The People's Pharmacy[12] Bedenken hinsichtlich des Ursprungs von SARS-CoV-2 geäußert: »Das Hauptproblem für das Wuhan Institute of Virology ist, dass der Ausbruch in unmittelbarer Nähe des Instituts stattfand. Das Institut verfügt über die besten Virologen der Welt, die Fledermausarten in ganz Südostasien aufgespürt, isoliert und beprobt haben. Sie haben also eine sehr große Virensammlung in ihrem Labor. Es ist also ein Problem, die Nähe ist ein Problem. Es ist ein Problem.«[13]

Der Science-Brief holt die Laborthese endlich raus aus der Verschwörungsecke. Schnell schlägt sich das in der Berichterstattung der Medien nieder, auch in Deutschland. Plötzlich sind Wissenschaftler gefragt, die eine Untersuchung der Labor-Hypothese unterstützen – so wie ich. In den Tagen nach der Veröffentlichung werde ich plötzlich von Anfragen überhäuft. Das trifft mich völlig unvorbereitet, naiv stolpere ich in diese für mich neue Situation.

Ende Mai soll ich dem österreichischen Fernsehsender Puls 24 per Skype ein Interview geben und warte zu Hause in der Küche vor dem Laptop, als plötzlich die Erkennungsmelodie der Nachrichtensendung erklingt. Zu meiner Überraschung bin ich live zugeschaltet. Darauf war ich nicht vorbereitet, meine Kamera ist unscharf und hinter mir sieht man ein Küchenregal, in dem Teller gestapelt sind und auch das Kinderspiel Hoppe Reiter zu sehen ist.[14] In einem anderen Fernsehinterview stört die Regie das Regal so sehr, dass meine Partnerin mir beim Ausräumen hilft. Letztendlich hängen wir eine große Decke darüber, unsere kleine Küche wird zum Fernsehstudio.

Auch der Wissenschaftssendung Nano auf 3Sat gebe ich Anfang Juni ein Interview[15], für mich der qualitative Höhepunkt. Diesmal wähle ich Aktenordner als Hintergrund. »Ich habe Ahnung, denn ich stehe vor einem Bücherregal«, witzle ich mit dem Team. Es wird ein sehr sachlicher Beitrag, in dem auch der Virologe Alexander Kekulé zu Wort kommt, der als Anhänger der Zoonose-Hypothese vorgestellt wird. Aber immerhin bestätigt er, dass der frühe Lancet-Brief von Peter Daszak, Christian Drosten und anderen Forschern die Labor-Hypothese lange zu einem »Tabuthema« gemacht hatte. Ich gebe in dieser Zeit auch Radiointerviews, werde von Zeitschriften wie *Welt am Sonntag*[16] und *Cicero*[17] befragt und schreibe einen Beitrag für die *Weltwoche*[18]. Über Tage hinweg erhalte ich E-Mails und Anrufe, die ich zum Teil gar nicht mehr entgegennehme, da es einfach zu viel wird. Schließlich habe ich noch einen Hauptberuf.

Natürlich freue ich mich sehr, dass das Thema endlich von den Medien ernst genommen wird. Und ich spreche eigentlich gerne darüber, schließlich habe ich eine Botschaft und monatelang darauf gewartet, sie zu verbreiten. Andererseits ist mir diese Aufmerksamkeit auch ziemlich schnell zu viel. Ich habe es nie genossen, im Rampenlicht zu stehen – als Hochschullehrer im Hörsaal oder als Wissenschaftler bei Vorträgen exponiert zu sein, das reicht mir völlig. Beim Einkaufen oder Spazierengehen erkannt zu werden, ist mir meist unangenehm, lässt sich für einen Professor in einer kleinen Universitätsstadt aber kaum vermeiden. Allerdings geht meine Zeit im medialen Rampenlicht ohnehin bald wieder zu Ende: So schnell, wie das Medieninteresse ansteigt, so schnell ebbt es auch wieder ab – ähnlich einer abklingenden Exponentialfunktion, während der Pandemie für viele Menschen ein vertrautes Phänomen.

Obwohl der Hype nicht lange anhält, werte ich den *Science*-Brief als Etappenerfolg. Allerdings sehe ich noch lange nicht das eigentliche Ziel erreicht: herauszufinden, wie das Virus entstanden ist, um mit diesem Wissen die nächste Pandemie zu verhindern. Doch bleibt überhaupt noch genug Zeit dafür?

Es regen sich Zweifel. In einem Kommentar in *Nature*[19] schreiben Ende August 2021 elf Virologen und Epidemiologen, darunter prominente Mitglieder der WHO-Mission wie Peter Daszak und der Deutsche Fabian Leendertz, dass sich allmählich das Fenster für wissenschaftliche Untersuchungen des Ursprungs schließe. Ich reibe mir bei der Lektüre fassungslos die Augen. Es sind teilweise dieselben Leute, die seit Anbeginn immer und immer wieder behauptet haben, SARS-CoV-2 könne nur auf eine Zoonose zurückgehen. Die Autoren zitieren fleißig bekannte wissenschaftliche Erkenntnisse zu SARS-CoV-2, vornehmlich aus ihrem eigenen wissenschaftlichen Dunstkreis. Dann gehen sie auch auf mehrere Kritikpunkte an ihrer Arbeit ein, ohne dabei aber zu zitieren, wo diese Einwände denn geäußert wurden. Genauso wie im *Science*-Brief sind wir von der Paris Group, DRASTIC oder andere Kritiker es also immer noch nicht wert, zitiert oder wenigstens erwähnt, geschweige denn gewürdigt zu werden. Immerhin kommt man aber offenbar an unseren Argumenten nicht länger vorbei. Doch beim Bedauern der Autoren über die rasch vergehende Chance zur Aufklärung fließen aus meiner Sicht nur Krokodilstränen. Nachdem der Versuch des Abstreitens alternativer Erklärungsmöglichkeiten für die Pandemie offenbar gescheitert ist, inszeniert man sich nun als Speerspitze der Aufklärung – allmählich widert mich die fadenscheinige und scheinheilige Kommunikationsstrategie einiger Leute nur noch an.

Tatsächlich bleibt die Suche nach dem Ursprung mühsam. In den folgenden Wochen und Monaten sind neue Erkenntnisse rar. Auch wenn die Forderungen nach weiteren Untersuchungen mittlerweile vom mächtigsten Mann der Welt persönlich forciert werden: Der neue US-Präsident Joe Biden stellt Ende Mai seinen eigenen Geheimdiensten ein Ultimatum. Bis zum Ende des Sommers 2021 sollen sie alles zusammenkratzen, was Klarheit hinsichtlich des Ursprungs von SARS-CoV-2 bringen könnte – ob es eine Zoonose oder ein Laborunfall war.

11 Die Ignorabimus-Seuche macht sich breit

Jetzt kommt ein anderes Ärgernis hinzu. Immer mehr Virologen und offizielle Stellen lassen im Laufe des Jahres 2021 verlautbaren, die Herkunft von SARS-CoV-2 werde vermutlich nie geklärt. Ich denke, wie es wäre, wenn ein Kriminalkommissar ständig beteuern würde, ein bestimmter Mordfall könne vermutlich nie aufgeklärt werden, während man ihm ganz offensichtlich wesentliches Beweismaterial vorenthält. In den Krimis, die ich lese, klemmt der Ermittler sich dann erst recht dahinter.

Auch Naturwissenschaftler sollten sich nicht zu früh und ohne Not der Ansicht hingeben, sie könnten irgendetwas nie herausfinden – das lähmt nur oder wird gar zur sich selbst erfüllenden Prophezeiung. Mir kommt der berühmte Physiologe Emil Du Bois-Reymond in den Sinn, der gegen Ende des 19. Jahrhunderts mit seinem Ausspruch »Ignorabimus« (lateinisch für »Wir werden es niemals wissen«) für Aufsehen gesorgt hatte – er meinte tatsächlich, es gebe gewisse Dinge, die der Mensch niemals werde erklären können. Es hagelte schnell Kritik, der Göttinger Mathematiker David Hilbert etwa entgegnete: »Wir müssen wissen. Wir werden wissen.«

Es gibt genügend wissenschaftshistorische Beispiele für individuelle Kapitulationen vor der Erkennbarkeit von Naturerscheinungen. Sie waren fast alle voreilig. Du Bois-Reymond zählte beispielsweise zum Unerklärbaren die Frage, was Materie und Kraft seien – kaum ahnend, dass zehntausende Elementarteilchenphysiker mit zum Teil milliardenteuren Maschinen bis heute versuchen, genau dies herauszufinden. Zum Glück haben sie nicht auf Du Bois-Reymond gehört und Unmengen an interessanten Erkenntnissen zutage gefördert. Damit will ich nicht sagen, dass alle Rätsel naturwissenschaftlich geklärt werden können. Das können sie ganz sicher nicht. Wer Antworten auf Fragen wie »Was ist ein gelungenes Leben?« sucht, mag in Illustrierten und Liebesromanen nachschauen, in wissenschaftlichen Lehrbüchern sollte er sie nicht erwarten. Selbst bei der Frage, wie das menschliche Bewusstsein funktioniert, tendiere auch ich zur Skepsis eines Du Bois-Reymond, der für unerklärbar hielt, wie Materie und Kraft zu denken vermögen. Mit meiner Skepsis möchte ich aber keinen Hirnforscher vom Versuch abhalten, den Dualismus von Materie und Geist zu erklären – ich lasse mich gerne überraschen. Aber im Vergleich zum Phänomen des Bewusstseins ist die Entstehung eines simplen Virus, und dann auch noch zu unseren Lebzeiten, ein derart triviales Problem, dass man vor ihm nicht kapitulieren sollte, schon gar nicht angesichts der globalen Tragödie, die dieses Virus angerichtet hat.

Während ich noch dieses Buch schreibe, sind mehr als zwei Jahre seit dem mysteriösen Auftauchen von SARS-CoV-2 vergangen. Noch immer ist umstritten, woher das Virus stammt. Sowohl eine natürliche Entstehung als auch ein Laborunfall sind seit Januar 2020 diskutierte Möglichkeiten – und sind es noch immer.

Was spricht aus heutiger Sicht für und gegen die unterschiedlichen Hypothesen? Beginnen wir mit der natürlichen Zoonose. Als wichtigstes Argument für diese Möglichkeit wird die Tatsache erachtet, dass auch alle anderen der sieben bekannten humanen Coronaviren tierischen Ursprungs sind. Im Grunde wird hier jedoch eine allgemeine Aussage suggeriert: Von Coronaviren verursachte Seuchen sind immer Zoonosen. Dabei wird aus einer endlichen, hier sogar nur sehr geringen Anzahl an Beobachtungen eine allgemeingültige Regel gemacht. Seit etwa 100 Jahren ist aber bekannt, dass diese Forschungslogik ungültig ist. Weil ein Bauer jedes Mal, wenn er den Stall betritt, einer Gans Futter bringt, denkt das Tier auch kurz vor Weihnachten, dies sei der Grund für den jüngsten Besuch – um dann einem tödlichen Irrtum zu erliegen. Und obwohl morgens stets die Sonne aufgeht, garantiert das nicht, dass das immer so bleiben wird – die Astrophysik lehrt uns, dass sie irgendwann zum Roten Riesen werden und die Erde verschlingen wird. Einzelfälle können also durchaus wertvolle Erfahrungen vermitteln, in konkreten Fällen aber auch massiv täuschen. Kein guter Kriminalkommissar würde aus der Tatsache, dass sich in den drei jüngsten von ihm untersuchten Tötungsdelikten der Gärtner als der Mörder entpuppte, im nächsten Fall ohne jeden sachdienlichen Hinweis gleich wieder den Gärtner verhaften lassen.

Das heißt: Konkret historisch kann SARS-CoV-2 durchaus grundsätzlich anders entstanden sein als SARS-CoV-1. Warum auch nicht? Ich kenne kein Naturgesetz, das dem widerspräche. Und ich kenne keine Daten und habe keine Informationen, die dies ausschließen würden.

Hinzu kommt: Auch bei den humanen Coronaviren OC43, HKU1, 229E und NL63 ist der unmittelbare Ursprung ebenso unklar wie bei SARS-CoV-2. Bei MERS-CoV scheinen mit Kamelen, bei SARS-CoV-1 mit Schleichkatzen die Überträger festzustehen. Aber wie, wo und wann genau der Übergang auf den Menschen jeweils geschah, bleibt rätselhaft. SARS-CoV-1 trat Ende 2002 bis Anfang 2003 an mehreren Orten im Mündungsdelta des Perlflusses in der südchinesischen Provinz Guangdong in Erscheinung.[1] Wochen nach den ersten Ausbrüchen fanden Forscher infizierte Tiere auf einem Markt in Shenzhen sowie Spuren von überstandenen Infektionen bei Händlern auf gleich mehreren Handelsplätzen in der Provinz Guangdong. Allerdings unterschied sich das Virus in den Tieren leicht von der menschlichen Variante – es waren Schwestergruppen, die einen gemeinsamen Vorfahren hatten. Eine Hypothese für den Übertragungsweg von SARS-CoV-1 lautet, dass Schleichkatzen sich auf einer Zuchtfarm nahe den Fledermaushöhlen bei einer Fledermaus oder einem weiteren Zwischenwirt angesteckt hatten, bevor sie zum Verkauf nach Guangdong transportiert wurden, wo sich das Virus an den Menschen anpasste und schließlich übersprang.[2] Doch angesichts des ungeklärten Auftauchens von SARS-CoV-1 und anderen Coronaviren sind Argumente, dass diese ganz eindeutig natürliche Zoonosen waren, weshalb es auch bei SARS-CoV-2 so sein müsse, sehr schwach.

Wo es zwischen SARS-CoV-1 und SARS-CoV-2 jedoch Parallelen gibt: Nummer eins tauchte ebenfalls in Zusammenhang mit der Zubereitung oder dem Verkauf von Tieren als Lebensmittel auf. Unter den frühen SARS-Fällen waren auffällig viele Köche, Schlachter und Menschen, die in der Nähe von Märkten wohnten, auf denen lebendige Wildtiere verkauft wurden. Auch bei COVID-19 hatten viele der ersten bekannt gewordenen Erkrankten eine Verbindung zum Lebensmittel-Verkauf, dem Huanan-Markt in Wuhan. Allerdings nicht alle – es waren 27 von 41.[3] Welche Tiere im Fall von SARS-CoV-2 als Überträger infrage kommen, ist viel diskutiert worden. Erst im Juni 2021 lieferte eine Studie schließlich handfeste Hinweise auf in Wuhan gehandelte lebende Wildtiere. Zufällig hatten Forscher bereits seit 2017 Wuhans Märkte unter die Lupe genommen – eigentlich, um einer von Zecken übertragenen Fieberkrankheit auf die Spur zu kommen.[4] Sie fanden dabei heraus, dass in der Stadt weder Fledermäuse noch Schuppentiere im Angebot waren, wobei das Schuppentier Mitte 2021 ohnehin nicht mehr als wahrscheinlicher Zwischenwirt für SARS-CoV-2 galt. Doch die Studie belegte auch, dass auf dem Huanan-Markt lebende Marderhunde verkauft wurden.[5] Und von diesen ist bekannt, dass sie sich mit SARS-CoV-2 infizieren können.[6] Die jüngsten Aufnahmen dieser Tiere auf dem Huanan-Markt stammen vom Dezember 2019.[7] Allerdings ist bislang unklar, ob Marderhunde auch Menschen infizieren können. Das weiß man nur von zwei anderen Tierarten: In den Niederlanden hatten sich Menschen an gezüchteten Nerzen angesteckt,[8] in Hongkong an Hamstern in einer Tierhandlung. Mit dem Marderhund gibt es damit zwar einen möglichen Zwischenwirt, doch der direkte Nachweis fehlt. Der Huanan-Markt war am 1. Januar 2020 geschlossen und gründlich untersucht worden – von 1380 analysierten Proben waren 73 positiv auf SARS-CoV-2 getestet worden.[9] Sie alle stammten von Gegenständen, Boden und aus dem Abwasser. Jedoch in keiner der

457 untersuchten Proben von 188 Tieren 18 unterschiedlicher Arten wurde das Virus nachgewiesen. Zudem waren die Viren in den positiven Proben nahezu identisch mit denen in Menschen – anders als 2003 auf dem Markt in Shenzhen, wo eine tierische Variante von SARS-CoV-1 entdeckt wurde. Das spricht eher dafür, dass Menschen SARS-CoV-2 auf den Huanan-Markt gebracht haben.[10]

Eine Anfang 2022 veröffentlichte Studie einer Reihe bekannter Zoonose-Anhänger (darunter auch Kristian Andersen) stellte jedoch fest, dass sich die positiven Proben vom Huanan-Markt an einem Stand im westlichen Teil des Marktes häuften – und genau dort hatte einer der Forscher einen in einem Käfig gehaltenen Marderhund gesehen und fotografiert: allerdings 2014.[11] Ein Beweis ist das nicht. Die Behauptung, dass einer der vehementesten Verfechter der Zoonose-Hypothese schon sechs Jahre vor dem Ausbruch der Pandemie einen potentiellen Überträger für das Virus genau an der richtigen Stelle gesehen haben will, hat in der Paris Group für eine nicht unerhebliche Erheiterung gesorgt. Fakt ist: Wurden bei SARS-CoV-1 zahlreiche infizierte Tiere auf einem Markt entdeckt, fehlt dieses entscheidende Puzzleteil bei SARS-CoV-2. Auch bei den bisherigen Untersuchungen bei Zulieferern des Huanan-Marktes sind keine Hinweise auf SARS-CoV-2 in Tieren entdeckt worden.[12]

Aber es muss ja gar keinen Zwischenwirt geben. Weiterhin besteht die Möglichkeit einer direkten Übertragung vom Ausgangswirt – vermutlich Fledermäusen – auf den Menschen. Fledermäuse, die SARS-CoV-2 oder nahe Verwandte in sich tragen, wurden jedoch in der Provinz Hubei, in der Wuhan liegt, bisher nicht entdeckt. Fledermäuse mit SARS-CoV-2-ähnlichen Viren gibt es in China zwar, allerdings viel weiter südlich, in der Provinz Yunnan. Neben dem fehlenden Zwischenwirt ist diese große räumliche Distanz eine weitere große Schwäche der Hypothese einer natürlichen Zoonose. Zwar lag auch im Fall von SARS-CoV-1 der Markt von Shenzhen rund 1000 Kilometer von den Fledermaushöhlen in Yunnan entfernt. Aber im Unterschied zu Wuhan hatte SARS-CoV-1 damals eine breite Spur seiner Varianten in Tieren und Menschen in der Region hinterlassen, was einen möglichen natürlichen Übertragungsweg erklären kann. Eine solche Spur fehlt im Fall von SARS-CoV-2. Es bleibt natürlich die Möglichkeit, dass einer oder mehrere frühe Infizierte aus dem Süden Chinas nach Wuhan reisten, wo sich das Virus in der dicht bevölkerten Großstadt ausbreitete, letzte Mutationen erwarb, die seine Anpassung an den Menschen optimierten, bis es zum Auslöser der Pandemie wurde. Doch bisher gibt es keine Hinweise, die dieses Szenario unterstützen würden.

Die schon erwähnte Kühlketten-Hypothese, eine Variante der Zoonose-Annahme, könnte das Problem der Distanz beheben. Demnach gelangte das Virus über gefrorene oder gekühlte Tierprodukte auf den Huanan-Markt in Wuhan – eine Vermutung, die besonders von China immer wieder befördert wird. Bestätigt sahen sie chinesische Forscher durch einen SARS-CoV-2-Ausbruch in Peking im Juni 2020, bei dem in Zusammenhang mit importierten Lebensmitteln eine in Europa verbreitete Linie des Virus entdeckt wurde.[13] Weitere Ausbrüche in China wurden mit gefrorenen Import-Lebensmitteln in Verbindung gebracht.[14] Das Problem bleibt: Auf dem Huanan-Markt in Wuhan waren alle Proben von gefrorenen oder gekühlten Tieren negativ auf SARS-CoV-2 getestet worden. Zudem kann diese Hypothese nicht erklären, warum sich am Ursprungsort der Lebensmittel in China oder woanders auf der Welt offenbar niemanden angesteckt hat. Und auch auf sie trifft dasselbe große Problem aller Zoonose-Hypothesen zu: Das namensgebende »Zoon« – altgriechisch für Tier – wurde bisher nicht identifiziert. Die Kühlketten-Möglichkeit verschiebt das Ursprungsproblem einfach woanders hin, ohne angeben zu können, was denn die Quelle war.

Allerdings ist es nicht völlig ausgeschlossen, dass SARS-CoV-2 aus dem Ausland nach Wuhan gelangte. Tatsächlich sind mittlerweile einige nahe Verwandte außerhalb Chinas aufgespürt worden, etwa in Kambodscha, Japan und Thailand. Am meisten Aufsehen erzielte im September 2021 die Entdeckung des Coronavirus BANAL-52 in Laos. Das Erbgut von BANAL-52 ist zu 96,8 Prozent identisch mit dem von SARS-CoV-2.[15] Damit ist BANAL-52 der nächste bekannte Verwandte, doch genetisch immer noch so weit von SARS-CoV-2 entfernt, dass zwischen beiden Viren Jahrzehnte getrennter Evolution liegen müssen. Möglich jedoch, dass ein sehr naher Verwandter von SARS-CoV-2 mit mehr als 99 Prozent Genomähnlichkeit irgendwo in den Wäldern und Höhlen Südostasiens existiert.

Genauso wie die räumliche Distanz zwischen den Fledermaushöhlen und Wuhan ein Problem für die Zoonose-Hypothese darstellt, spricht die räumliche Nähe der Forschungslabore zum Ausbruchsort in Wuhan mehr als deutlich für verschiedene Varianten eines eventuellen Laborunfalls. Mittlerweile ist bekannt, dass in den ersten Monaten des Jahres 2020 nicht nur grüblerische Charaktere wie ich dieser Ansicht waren, sondern auch diverse Regierungen und Geheimdienste dieser Welt.[16] Dies als »Verschwörungstheorien« zu diskreditieren, ohne wirkliche Evidenzen für eine natürliche Zoonose vorzulegen, verlangt schon erhebliche Chuzpe – oder schiere Verzweiflung. Auch die historischen Belege für Laborunfälle können als Hinweise für diese Annahme gewertet werden. Bei diesen wurden nachweislich SARS-CoV-1 und andere Viren freigesetzt. Und in einem Fall von 1977 mündete ein Laborunfall mit einem Grippevirus vermutlich sogar in einer Pandemie.

Eine etwaige Variante ist eine Forschungspanne mit einem natürlichen Virus, etwa eine Infektion beim Sammeln von Proben. Was spricht dafür? Die Gelegenheit war da, Forscher aus Wuhan haben zahlreiche Fledermaushöhlen abgeklappert, Proben direkt von lebenden Tieren oder aus den Fäkalien am Höhlenboden entnommen. Im Bericht der WHO-China-Mission ist von 19 000 Proben die Rede, in fast 2 500 davon wurden Coronaviren gefunden. Zwar beteuern die Forscher, immer ausreichend Schutzkleidung getragen zu haben – wie ich schon schilderte, gibt es Zweifel am Wahrheitsgehalt der Aussage. Klar ist: Je größer und umfangreicher diese Untersuchungen, desto wahrscheinlicher ist es, dass etwas schiefgeht. Und offenbar scheint es nicht ausgeschlossen, dass sich Menschen direkt an Fledermäusen infizieren, wie die erwähnten Untersuchungen des Bluts von Dorfbewohnern in der Nähe von Fledermaushöhlen in Yunnan gezeigt haben. Die Virologin Shi Zhengli bestreitet jedoch energisch, dass ihr Labor am Wuhan Institute of Virology in die Sache verwickelt ist: »Ich garantiere mit meinem Leben, dass das Virus nichts mit meinem Labor zu tun hat«, hatte sie Anfang Februar 2020 erklärt.[17] Glücklich der Laborleiter, der für alles vorbehaltlos garantieren kann, was seine Leute jemals getan oder nicht getan haben. Sämtliche Mitarbeiter des Instituts – wohl mehrere Hundert – wurden nach eigenen Angaben obendrein auf akute und vergangene SARS-CoV-2-Infektionen getestet, ohne positiven Befund.[18] Einen Unfall bei der Probenentnahme »im Feld« schließt Shi Zhengli aus. Ich frage mich allerdings, wie man so etwas wirklich kategorisch ausschließen kann. Fehler können immer und überall passieren. Behauptet sie das vielleicht nur, um sich und ihre Kollegen zu schützen? Mit dieser Variante der Laborunfall-Hypothese wäre auf jeden Fall gut vereinbar, warum das Virus in Wuhan ausbrach, SARS-CoV-2 bis heute aber keine auffindbaren Spuren in öffentlichen Datensammlungen oder Forschungsartikeln hinterlassen hat.

Doch was spricht für die zweite Variante der Laborunfall-Hypothese, bei der man von einem Unfall mit einem genetisch veränderten Virus ausgeht? Es sind einige der Eigenschaften des Virus selbst: Dazu zählt die Tatsache, dass das Spike-Protein von SARS-CoV-2 von Beginn der Pandemie an erstaunlich gut an den Menschen angepasst war. Wie erwähnt, ist kein Säugetier bekannt, bei dem die Verbindung so stark ist wie beim Menschen.[19] Die von Beginn an gute Anpassung der Spike-RBD ist auch deshalb verblüffend, weil es bei der SARS-CoV-1-Pandemie im Jahr 2003 deutlich anders war. Damals musste sich das Virus in einer frühen Phase eiliger Evolution offenbar erst an seinen neuen Wirt, den Menschen, anpassen.

SARS-CoV-2 hingegen mutierte in den ersten Monaten nach seinem Auftauchen deutlich langsamer – es startete seine Karriere im Prinzip auf dem Niveau, das SARS-CoV-1 erst gegen Ende der Pandemie 2003 erreicht hatte.[20] Eine mögliche Erklärung: SARS-CoV-2 könnte sich vor dem ersten Ausbruch unter Selektionsbedingungen im Labor an menschliche Zellen angepasst haben. Etwa, weil es zuvor Mäusen mit menschlichen ACE2-Rezeptoren injiziert worden war. In Wuhan wurde, wie mittlerweile bekannt geworden ist, mit solchen humanisierten Mäusen gearbeitet. Bei einem Experiment wurden die Tiere mit dem genetisch veränderten SARS-ähnlichen Virus WIV1 infiziert, in dessen Erbgut das Spike-Protein eines anderen SARS-Virus (SHC014) eingebaut worden war. Das neu erschaffene Virus stellte sich als gefährlicher heraus, die Mäuse erkrankten schwerer – ein Experiment, das Gain-of-function-Forschung in Wuhan belegt.[21] Wie ausgeführt, ist es nach Stand der Technik und aufgrund der Vorkenntnisse über die Wechselwirkungen zwischen Spike-Protein und ACE2-Rezeptor gut vorstellbar, dass die RBD des Spike-Proteins von SARS-CoV-2 tatsächlich durch einige wenige Aminosäureaustausche gezielt verändert wurde. Und so etwas wäre möglich gewesen, ohne weitere Spuren zu hinterlassen.

Eine weitere Auffälligkeit im Erbgut von SARS-CoV-2 ist die Furin-Schnittstelle, die für einige der besonders üblen Eigenschaften des Virus wie seine Infektiosität verantwortlich gemacht wird. SARS-CoV-2 ist weiterhin das einzige bekannte SARS-ähnliche Virus, das eine Furin-Schnittstelle aufweist. Das könnte daran liegen, dass bisher einfach zu wenig enge Verwandte von SARS-CoV-2 entdeckt wurden – muss es aber nicht.

Zoonose-Vertreter verweisen darauf, dass Furin-Schnittstellen unabhängig voneinander in verschiedenen Coronaviren vorkommen, etwa in MERS-CoV und den beiden Schnupfen-Coronaviren HKU1 und OC43.[22] Aber die Furin-Schnittstelle könnte auch durch genetische Manipulation eingebaut worden sein. Kein abwegiger Gedanke, denn in den vergangenen Jahren wurde wiederholt mit künstlichen Furin-Schnittstellen in SARS-ähnlichen Viren experimentiert. Den Anfang machte eine Forschergruppe 2006, die ein Spike-Protein von SARS-CoV-1 mit einer Furin-Schnittstelle ausstattete.[23] In den Folgejahren gab es weitere Versuche dieser Art, auch unter Beteiligung von Forschern aus Wuhan.[24] Dabei entstanden aber vermutlich keine Erreger, die aus dem Labor entkommen und eine Pandemie hätten auslösen können, weil die entsprechenden Spike-Proteine nicht in für Menschen gefährliche Viren eingebaut worden waren. Das alles belegt jedoch, dass genetische Experimente mit Furin-Schnittstellen bis zu Beginn der Coronavirus-Pandemie Ende 2019 bereits ausgiebig erprobt waren.

Von den bekannten Experimenten mit Furin-Schnittstellen wurde meines Wissens nach keines am fraglichen Institut in Wuhan durchgeführt, was nicht unbedingt für die Laborunfall-Hypothese spricht. Im September 2021 tauchten jedoch äußerst verdächtige Unterlagen der EcoHealth Alliance von Peter Daszak aus dem Jahr 2018 auf. Es handelte sich um einen Antrag für das »Projekt DEFUSE« bei dem es um eine Reaktion auf die »Bedrohung durch Fledermaus-Coronaviren« ging.[25] »Unser Ziel ist es, das Potenzial für einen Übersprung neuartiger SARS-ähnlicher Fledermaus-Coronaviren mit hohem zoonotischem Risiko in Asien zu entschärfen«, heißt es in dem Antrag. Was dabei äußerst erstaunlich ist: Zu den Vorhaben zählte unter anderem der Einbau einer Furin-Schnittstelle in das Spike-Protein infektiöser SARS-ähnlicher Coronaviren.[26] Auch das Wuhan Institute of Virology gehörte zu den Partnern des Projekts, wobei die genetische Veränderung aber wohl in den USA vorgenommen werden sollte. Der an den Forschungsarm des US-Verteidigungsministeriums DARPA gerichtete und 14,2 Millionen Dollar umfassende Antrag[27] wurde allerdings abgelehnt.[28] Dennoch belegen die Dokumente, deren Authentizität bisher niemand bestritten hat, dass die Idee einer in aktive Viren eingebauten Furin-Schnittstelle auf dem Tisch lag und das Institut in Wuhan involviert war. Kein Beweis, aber ein starker Hinweis, dass es vielleicht unabhängig von dem Antrag das Projekt trotzdem dort durchgezogen worden sein könnte. Der Hamburger Physikprofessor Roland Wiesendanger hatte es in einem Interview mit der *Neuen Zürcher Zeitung*[29] so auf den Punkt gebracht: »Wenn ich einen Antrag stellen würde, das Zürcher Rathaus grün anzustreichen, würde das natürlich aus guten Gründen abgelehnt werden. Wenn nun einige Wochen später dieses Rathaus eines Morgens plötzlich in grüner Farbe erscheinen würde – dann wäre ich bestimmt Hauptverdächtiger, bis nicht das Gegenteil bewiesen ist.« Zudem weiß nahezu jeder aktive Wissenschaftler, dass viele beantragte Vorhaben tatsächlich längst durchgeführt worden sind – der Erfolg ist da nämlich garantiert.

Bis heute wird von Forschern dafür und dagegen argumentiert, ob die Existenz der Furin-Schnittstelle bei SARS-CoV-2 eine genetische Manipulation anzeigt oder nicht. Zoonose-Verfechter monieren, dass das notwendige Erbmaterial im Vergleich zu anderen nahen Verwandten nicht passgenau eingebaut ist. Auch argumentieren sie, dass die entstandene Furin-Schnittstelle in ihrer Wirkung eher suboptimal sei, weshalb es wenig Sinn mache, einen komplizierten Einbau für ein wenig Erfolg verheißendes Ergebnis vorzunehmen.[30] Aber auch dies kann nicht widerlegen, dass es womöglich doch gemacht wurde. In Kapitel 5 habe ich – in Bezug auf das Andersen-Papier – das Argument fehlender Optimalität zurückgewiesen. Wer darüber argumentiert, wie optimal eine bestimmte technische oder natürliche Problemlösung sei, sollte das wahre Optimalitätskriterium kennen und benennen. Vielleicht ist es gar nicht das, was die Anhänger der natürlichen Zoonose voraussetzen. Wenn Forscher beispielsweise das Ziel gehabt hätten, mittels eines gentechnisch veränderten Coronavirus eine Pandemie zu erzeugen und die Welt in eine der tiefsten Krisen seit dem Zweiten Weltkrieg zu stürzen (aus welchem Grund auch immer), dann wären sie diesem Vorhaben verdammt nahegekommen – in dieser Hinsicht wäre die Furin-Schnittstelle vermutlich sehr wohl optimal.

Tatsache ist, dass man mit der Existenz der Furin-Schnittstelle im Spike-Protein von SARS-CoV-2 alleine weder ihre künstliche Herkunft noch ihre natürliche Entstehung widerlegen oder nachweisen kann. Da man entsprechende Sequenzveränderungen im Erbgut mittlerweile spurlos herbeiführen kann, könnte sie durchaus künstlich eingeführt worden sein, zum Beispiel, um experimentell die Auswirkungen einer Furin-Schnittstelle auf die Infektiosität eines Coronavirus zu testen. Andererseits ist mir kein Prinzip bekannt, das ihre Entstehung durch natürliche Evolution unmöglich erscheinen lassen würde. Hier können verschiedene Wissenschaftler durchaus zu unterschiedlichen Wahrscheinlichkeitsabschätzungen kommen. Für mich bleibt die Furin-Schnittstelle ein verdächtiges Indiz, aber kein schlagender Beweis.

Es gibt noch eine weitere Besonderheit am Erbgut von SARS-CoV-2, die einen künstlichen Ursprung zumindest plausibel erscheinen lässt: Die große genetische Distanz zu den nächsten Verwandten RaTG13 und BANAL-52, die vermutlich Jahrzehnte getrennter Evolution bedeuten würde, wenn sie durch natürliche Evolution entstanden ist. Eine synthetische Turbo-Evolution in Zellkulturen oder Versuchstieren könnte eine alternative Erklärung dafür sein. Doch dafür bräuchte es einen Vorgänger, aus dem SARS-CoV-2 im Labor hervorgegangen ist. Das rezente BANAL-52 kommt dafür nicht in Betracht, da es ein Geschwister-Virus ist. Aber ein Vorgänger davon oder RaTG13 – wenn dieses Virus denn tatsächlich existierte und 2013 gut eingelagert oder aber synthetisch rekonstruiert wurde – kämen dafür infrage, wenn auch die deutlich mehr als ein Prozent Unterschied in der Genomsequenz sie nicht gerade zu guten Modellen dafür machen. Ein anderes potentielles Vorgängervirus taucht jedoch in keiner Veröffentlichung oder öffentlichen Datenbank auf. Allerdings dauert es manchmal Monate, wenn nicht sogar Jahre, bevor wissenschaftliche Arbeiten öffentlich gemacht werden. Es könnte also ein Virus verwendet worden sein, dessen Gensequenz schlicht noch nicht dokumentiert wurde. Ähnlich war es im Fall bei RaTG13: Erst 2020 wurde die Genomsequenz veröffentlicht, als man einen nahen natürlichen Verwandten von SARS-CoV-2 ganz gut gebrauchen konnte, um eine natürliche Entstehung des neuen Coronavirus wahrscheinlich zu machen.[31] Doch die Probe stammte – das wurde in der Veröffentlichung verschwiegen – von 2013, das Genom war fünf Jahre später komplett sequenziert worden.

Am Ende bleibt damit die Erkenntnis: Ob SARS-CoV-2 tatsächlich im Labor genetisch manipuliert wurde, lässt sich anhand des Erbguts alleine bisher nicht mit Sicherheit sagen und vermutlich auch nie klären.

Und damit komme ich zu der Frage, wie das Rätsel um den Ursprung von SARS-CoV-2 überhaupt jemals gelöst werden könnte. Die Antwort hängt sehr davon ab, was denn tatsächlich geschah. Wenn COVID-19 tatsächlich eine natürliche Zoonose ist, müsste in Tieren in der Natur oder in menschlicher Obhut ein Virus gefunden werden, das genetisch so starke Ähnlichkeit zu SARS-CoV-2 aufweist, dass es als direkter Abkömmling eines unmittelbaren Vorfahren infrage kommt. Eine entsprechende Virenpopulation müsste eine passende ursprüngliche Vielfalt aufweisen und dürfte nicht das Ergebnis einer Reinfektion von Tieren durch den Menschen sein. Anhand von Genomstammbäumen von SARS-CoV-2 kann man so etwas aber sehr gut unterscheiden. Doch bis entsprechend infizierte Tiere gefunden werden, könnten einige Jahre ins Land gehen.

Bei der SARS-CoV-1-Pandemie vergingen etwa 15 Jahre, bis man sich einigermaßen sicher war, aus welcher Höhle in der Provinz Yunnan das Virus stammte. In dieser Region wurden auch Fragmente des Genoms von RaTG13 in der Mojiang-Kupfermine gefunden.[32] Vielleicht stoßen Forscher in dieser Mine irgendwann auch auf extrem nahe Verwandte von SARS-CoV-2 oder zumindest dessen genetischen Bausteine – womit jedoch auch eine forschungsbedingte Ansteckung immer noch nicht ausgeschlossen wäre.

Aber vielleicht taucht ein entsprechend naher Verwandter von SARS-CoV-2 auch in Laos, Thailand oder Kambodscha auf, wo nachweislich ebenfalls nahe Verwandte von SARS-CoV-2 existieren. Natürlich könnte so ein Virus auch auf einer Wildtier-Zuchtfarm in China gefunden werden. Bisher jedoch sind keinerlei Forschungsarbeiten bekannt, die gezielt danach suchen würden. Und selbst wenn ein hinreichend naher Verwandter von SARS-CoV-2 in China gefunden werden würde, sollten die Umstände der Entdeckung so transparent sein, dass nicht der Verdacht aufkommt, das Land habe diesen Verwandten im Labor zusammengebastelt, um der Ursprungsdebatte ein Ende zu bereiten. So etwas zu fälschen ist allerdings nicht einfach, wenn man strenge Kriterien zur Überprüfung der Angaben anlegt. Keinesfalls sollte man eine Einzelsequenz aus einem einzelnen Tier akzeptieren, sondern den Nachweis einer entsprechend ursprünglich vielfältigen Viruspopulation mit passender Platzierung im Stammbaum von SARS-CoV-2 verlangen. Mittels Stammbaumanalysen würde man dann gefälschte Verwandte in den meisten Fällen schnell erkennen können.

Wenn es aber ein Laborunfall war, wie könnte dieser ans Licht kommen? Wie erläutert, werden Genomanalysen hierzu möglicherweise nicht ausreichen. Aber ein Whistleblower könnte Licht ins Dunkel bringen. Jemand, der wie einst Edward Snowden im Fall der NSA-Überwachung mit einem geheimen Datensatz an die Öffentlichkeit geht. Dabei könnte es sich um Daten zu Experimenten mit SARS-CoV-2 oder seinem Vorgänger handeln. Oder eine Kopie der nicht mehr öffentlich einsehbaren Datenbank des Instituts in Wuhan auf dem Stand von Ende 2019 wird bekannt – und offenbart einen unmittelbaren Vorgänger von SARS-CoV-2. Aber ist das realistisch? Der US-Bürger Snowden musste sein bisheriges Leben aufgeben und ins russische Exil flüchten, weil er die Wahrheit gesagt hatte. Wer weiß, was einem Verräter beispielsweise aus China blühen würde, selbst wenn er das Land rechtzeitig verlassen würde? Ich ahne es. Die Risiken für einen Whistleblower scheinen damit äußerst hoch. Es dürfte aber auch eine ganze Reihe von noch als geheim eingestuften Daten – beispielsweise der amerikanischen Geheimdienste – geben, die nach Freigabe verdächtige Aktivitäten in den kritischen Monaten September bis Dezember 2019 in Wuhan dokumentieren könnten. Mittlerweile lagern so viele Satellitenbilder, Handy-Kontaktdaten und andere Infos auf den Servern unseres Planeten, wieso sollen die nicht auch mal für einen guten Zweck – hier der Aufklärung – genutzt werden?

Beweise für einen Laborunfall – sollte es ihn gegeben haben – könnten sich möglicherweise auch durch eine neue, unabhängige und unvoreingenommene Mission von Experten nach China finden lassen. In den offenen Briefen der Paris Group hatten wir beschrieben, was dafür nötig wäre: Sie müssten Zugang zu den Labors in Wuhan und allen relevanten Daten dort bekommen, wie E-Mails, Anträge für Projekte, Informationen über Forschungstrips in Fledermaushöhlen und alle dort entnommenen Proben. Auch sollten Ermittler die Notebooks von Forschern durchforsten dürfen und Gelegenheit bekommen, vertrauliche Interviews mit allen Beteiligten zu führen. Ob sich China auf so etwas einlässt, ist nach dem jetzigen Stand allerdings mehr als fraglich. Allerdings könnten weitere Indizien auftauchen, die den Druck auf die Volksrepublik so stark erhöhen, dass sie einer wirklich transparenten Mission mit unabhängigen Experten zustimmt.

Auch heftige politische Veränderungen in China könnten für ein Umdenken dort sorgen. Bisher zeigt das Land allerdings kein Interesse, alle Karten offen auf den Tisch zu legen, wie es bei repressiven Regimen auch nicht anders zu erwarten ist. Als es 1979 in einem Biowaffen-Labor im Ural zu einem Anthrax-Unfall mit zahlreichen Todesopfern kam, musste die Sowjetunion erst untergehen, bis 1992 die Wahrheit ans Licht kommen konnte.[33] Auch China versucht seit dem SARS-CoV-2-Ausbruch, die Kontrolle über alle Untersuchungen zu behalten, die mit dem Ursprung der Pandemie zu tun haben. Wie die *Associated Press* Ende 2020 berichtete, hatten chinesische Forscher im Süden des riesigen Landes früh nach dem Ursprung von COVID-19 gesucht.[34] Laut einer Anordnung vom März 2020 müssen jedoch alle Veröffentlichungen zu COVID-19 von den Behörden abgesegnet werden.[35]

Die WHO will unabhängig davon die Suche nach dem Ursprung von SARS-CoV-2 weiter vorantreiben. Im Oktober 2021 wurde ein neues Team mit dem Namen Scientific Advisory Group for the Origins of Novel Pathogens (Wissenschaftliche Beratergruppe für die Ursprünge neuartiger Krankheitserreger) oder kurz SAGO vorgestellt. Alle Hypothesen zum Ursprung von COVID-19 sollen von den mehr als zwei Dutzend Experten untersucht werden. Auch Christian Drosten gehört zu dem Team. Doch ohne Chinas Mithilfe wird auch SAGO wohl nur wenig erreichen.

Dabei wären durchaus noch einige Untersuchungen möglich, die zumindest etwas mehr Licht in die dunklen Anfänge der Pandemie bringen könnten. Darunter die Analyse von Blutproben, die im Wuhan Blood Centre gespeichert sind. Bis zu 200 000 dieser Proben werden jedes Jahr in Wuhan gesammelt, sie reichen zurück bis in die Monate vor dem Beginn der Pandemie. Große Hoffnungen ruhen auf einer Untersuchung dieser Blutspenden auf Antikörper gegen SARS-CoV-2 – womöglich ließe sich dadurch die Frage klären, ob das Virus schon vor dem Ausbruch auf dem Huanan-Markt in Wuhan zirkulierte. Vielleicht gelangt man dadurch näher an den ersten Infizierten, den Indexpatienten – und vielleicht kann dieser das Rätsel des Übersprungs lüften. Doch trotz der Empfehlung der WHO-China-Mission nach einer solchen Untersuchung und zwischenzeitlichen Ankündigungen, es zu tun, hat sich in dieser Hinsicht bis heute nach meinem Wissen nichts getan.

Mehr als bedauerlich ist, dass China so wenig Ehrgeiz an den Tag legt, um das Rätsel zu lösen. Ist das Land selbst nicht sicher, was bei einer gründlichen Untersuchung herauskommen würde? Den wahren Ursprung der Pandemie offenzuhalten, könnte Peking auch deshalb recht sein, weil dann niemand die Volksrepublik verantwortlich machen kann – sei es wegen des umstrittenen Handels mit Wildtieren, sei es wegen gefährlicher Gain-of-function-Experimente mit Coronaviren. Auch die Furcht vor Schadenersatzforderungen in astronomischer Höhe könnte ein Motiv sein. Womöglich würde sogar die Herrschaft des derzeitigen Regimes wanken, wenn herauskäme, dass das Virus durch zivile oder vielleicht sogar militärische Experimente in China generiert wurde. Das würde bedeuten: Die chinesische Bevölkerung und die ganze Welt wurden in hohem Maße belogen.

Doch heißt das, dass sich die Menschheit mit dem Gedanken anfreunden muss, womöglich nie herauszufinden, was der unmittelbare Ursprung von SARS-CoV-2 ist? Die Ignorabimus-Seuche, das Zurückziehen auf »Wir werden es niemals wissen« darf nicht auf die reale Seuche folgen. Wir können es wissen und wir müssen es wissen. Zu viel steht auf dem Spiel.

12 Wissenschaftlicher Streit muss sein

Während ich mich allmählich dem Ende meines Buches nähere,, sind mehr als zwei Jahre nach Ausbruch von SARS-CoV-2 ins Land gegangen. Mit der Prophezeiung einiger führender Virologen, der Ursprung der Pandemie werde für alle Ewigkeit im Dunkel liegen, will ich mich nicht abfinden. Ich halte sie für voreilig – und befremdlich: Wissenschaftler, die sonst vor allem in ihren Forschungsanträgen immer damit hausieren gehen, was sie alles Tolles an Wissenschaft zu leisten in der Lage sind, kapitulieren vor einem gar nicht sonderlich exotisch erscheinenden Phänomen. Vermutlich deshalb, weil die Aufgabe ihnen als der in mehrerlei Hinsicht bequemere Weg erscheint. Denn die Wahrheit könnte grausam sein. Es drohen erhebliche Konsequenzen für politischen Beziehungen, beispielsweise was die USA und China angeht, aber auch für das Vertrauen der Öffentlichkeit in die Wissenschaft, insbesondere die Virologie.

Was mich noch mehr frustriert, ist die Behauptung, dass es am Ende gar nicht wichtig sei, ob der Ursprung der Pandemie jemals gefunden wird. Das schrieb im Februar 2022 der Virologe Robert Gallo in einem Artikel für das Magazin *Time*.[1] Er hatte fast zeitgleich mit seinem französischen Fachkollegen Luc Montagnier das Aids-Virus HIV entdeckt. Der US-Amerikaner war beim Nobelpreis aber leer ausgegangen, er wurde Montagnier und seiner Mitarbeiterin Françoise Barré-Sinoussi zugesprochen. Nichtsdestotrotz ist Gallo jemand, dessen Wort ein gewisses Gewicht hat. In dem *Time*-Artikel zählen er und sein Co-Autor Dean Jamison auf, wie wenig die Entdeckung der Ursprünge vorangegangener Pandemien gebracht habe. So habe das Wissen über die Herkunft von SARS-CoV-1 die Entstehung von SARS-CoV-2 nicht verhindern können. Und nur weil man wisse, dass HIV aus dem Regenwald stammt, seien weder menschliche Besuche noch Siedlungen in Dschungeln unterbunden worden, argumentieren sie.

Ich halte die Ansicht, dass es nicht wichtig sei, die Ursache von SARS-CoV-2 zu finden, für fatal. Sie offenbart ein völlig ahistorisches Bewusstsein. Seit Jahrzehnten bemühen sich Wissenschaftler, minutiös aufzuklären, wie beispielsweise der Erste und Zweite Weltkrieg ausgelöst wurden. Man kann erhebliche Zweifel daran haben, dass die dabei gewonnenen Erkenntnisse einen weiteren Weltkrieg verhindern werden, dennoch haben sie einen großen kulturellen Wert. Bei diesen und anderen herausragenden historischen Ereignissen spielt es nämlich sehr wohl eine Rolle, wie es genau gewesen ist. Andernfalls bleibt ein leerer Raum zurück, der jede noch so krude Behauptung gleichwertig neben der Wahrheit erscheinen lässt. Gerade bei Vorkommnissen, die Leid und Tod vieler Menschen zur Folge haben, wie Kriege und Pandemien, wäre ein achselzuckendes Hinnehmen der Tatsache, dass es halt so war, nichts weiter als menschenverachtender Zynismus.

Der Philosoph Ludger Jansen bezeichnete die historische Wahrheit als »Opferschutz der Geschichte«.[2] Man ist es den Opfern der COVID-19-Pandemie schuldig, den Grund für die Katastrophe ausfindig zu machen – gerade deshalb, weil ein menschliches Zutun nicht ausgeschlossen werden kann. Während ich im Frühjahr 2022 an meinem Buch arbeite, sind bereits mehr als sechs Millionen Menschen rund um den Erdball an COVID-19 gestorben. Dazu kommt die offizielle Zahl von einer halben Milliarde Erkrankter, wahrscheinlich sind es wesentlich mehr. Auch die Angehörigen all dieser Opfer haben ein Recht darauf zu erfahren, was die Ursache für diese globale Tragödie war.

Sollte etwa die Suche nach dem 2014 über Südostasien spurlos verschwundenen Passagierflugzeugs mit der Flugnummer MH370 einfach aufgegeben werden, weil es sowieso nichts mehr ändert?

Oder weil es unmöglich erscheint, die Ursache zu klären? Es ist auch eine Frage des Prinzips: Genau wie selbst einzelne Mordfälle niemals abgehakt werden – gut dokumentiert durch oft Jahrzehnte alte Cold Cases, die immer wieder aufgewärmt werden, wenn es neue Hinweise oder Untersuchungsmethoden gibt –, darf auch die Menschheit niemals die Suche nach historischen Wahrheiten aufgeben, vor allem, wenn es so viele Betroffene gibt wie bei einer tödlichen Pandemie. Würden die Ermittlungen zum Ursprung von SARS-CoV-2 eingestellt, könnte dies auch zu einem gefährlichen Präzedenzfall werden. Verbrecherische Regime oder Terroristen würden erkennen, dass solch eine Suche nicht energisch zu Ende verfolgt wird, selbst wenn der Ausbruch unter mysteriösen Umständen erfolgte. Das dürfte sie auf gefährliche Weise ermutigen, den Einsatz tödlicher Viren zu ihren Zwecken zu erwägen – als Biowaffen. Sie könnten schließlich davon ausgehen, dass die wahren Urheber nie ermittelt würden.

Und entgegen der Ansicht Gallos wird das Wissen über den Ursprung von SARS-CoV-2 natürlich dabei helfen, Pandemien besser zu verstehen. Und je besser wir sie verstehen, desto besser können wir auf künftige Katastrophen dieser Art reagieren oder sie sogar verhindern. Und Gallo hat auch Unrecht, wenn er behauptet, die Entstehung vergangener Pandemien sei bekannt – auch bei SARS-CoV-1 wurde nie der unmittelbare Vorgänger gefunden, sondern lediglich die nötigen Bausteine in eng verwandten Viren. Bei AIDS etwa ist der Übertragungsweg des HIV-Vorgängers vom Schimpansen auf den Menschen nach wie vor nicht abschließend geklärt.[3] Wer weiß, vielleicht stößt die Menschheit bei der Suche nach dem Ursprung von SARS-CoV-2 auf etwas, was vorher übersehen wurde? Das entscheidende Puzzleteil, welche die komplizierten Übertragungswege bei der Entstehung von Pandemien erklären hilft.

Doch mit Sicherheit wird es nicht dazu kommen, wenn die Suche voreilig abgeblasen wird. Das Ziel von Wissenschaftlern, den Medien und der gesamten Gesellschaft sollte sein, historische Wahrheiten aufzuklären. Sicher gibt es keine Garantie, dass dies immer gelingt. Aber die Suche nach dem Ursprung von SARS-CoV-2 als hoffnungslos oder sinnlos zu erklären, ohne alle denkbaren Bemühungen unternommen zu haben, wird schnell zur selbsterfüllenden Prophezeiung.

Aber auch ohne die Ursprungsfrage abschließend zu klären, lassen sich Lehren aus der COVID-19-Zeit ziehen. Viren werden unübersehbar zu einem wachsenden Problem für die Menschheit, Pandemien nahmen in den vergangenen Jahrzehnten an Häufigkeit zu.[4] Neben bekannten Erregern wie Schweine- und Vogelgrippe, Ebola und Zika kamen neue hinzu wie MERS-CoV, SARS-CoV-1 und zuletzt SARS-CoV-2. Selbst wenn es sich in allen Fällen um natürliche Zoonosen handeln würde, wäre es am Ende unter Umständen ein selbstverschuldetes Problem. Denn die Gefahr des Übersprungs gefährlicher Erreger droht vor allem dann, wenn der Mensch in Regionen mit einer hohen Biodiversität unter Säugetieren vordringt. Besonders hoch ist das Risiko in aufstrebenden Ländern in tropischen Regionen.[5] Aber auch die Massentierhaltung als Folge des weltweit zunehmenden Fleischkonsums birgt große Gefahren. In riesigen Populationen von Nutztieren können Viren mutieren und ihr Erbgut rekombinieren, bis die Erreger auch für den Menschen gefährlich werden – ein Beispiel dafür ist die Schweinegrippe-Pandemie im Jahr 2009.[6] Auch der menschgemachte Klimawandel befördert die Ausbreitung von Viren. Das milder werdende Klima lässt etwa die tropische Tigermücke in Zentraleuropa heimisch werden. Zu unserem Unglück trägt sie Erreger wie das Zika-, Dengue- und Chikungunya-Virus in sich. Die Coronavirus-Pandemie und die Möglichkeit eines zoonotischen Ursprungs sollten als Weckruf für die Menschheit verstanden werden, schonender mit der Natur umzugehen, artenreiche Biotope zu schützen sowie Massentierhaltung und den Ausstoß von Treibhausgasen deutlich zu reduzieren.

Ganz gleich, ob SARS-CoV-2 auf natürliche oder künstliche Weise entstanden ist – die Pandemie führt uns vor Augen, dass die Reaktionsfähigkeit der Menschheit auf altbekannte und neue Seuchen verbessert werden muss. Nicht nur in die Vorbeugung, sondern auch in das schnelle Erkennen von sich ausbreitenden, tödlichen Erregern sollte stark investiert werden. Jeder Ausbruch muss zudem schnell an andere Länder kommuniziert werden. Denn es war auch die Verschleierungstaktik der chinesischen Führung zu Beginn der SARS-CoV-2-Pandemie, welche den Rest der Welt unvorbereitet in die Katastrophe rauschen ließ.

Ein positives Gegenbeispiel war Südafrika, das nach dem Auftauchen der Omikron-Variante Ende 2021 sehr schnell gewarnt hatte – auch wenn Omikron am Ende nicht aufgehalten werden konnte. Nur wenige Länder wie Taiwan, Vietnam, Singapur oder Südkorea hatten ihre Lektion aus vorangegangenen Seuchen wie SARS-CoV-1 gelernt und gleich zu Beginn der neuen Pandemie schnell auf die drohende Gefahr aus China reagiert. Doch da der Rest der Welt zu lange tatenlos zusah, konnte sich das Virus global ausbreiten – und kehrte am Ende auch in diese Vorzeigestaaten zurück. Deren Wachsamkeit und schnelle Reaktionsfähigkeit sollten deshalb aber nicht als gescheitert angesehen werden, sondern vielmehr als Vorbild für andere Staaten dienen. Hätte die ganze Welt ähnlich konsequent reagiert – vielleicht wäre die Ausbreitung von SARS-CoV-2 im Keim erstickt worden.

Um den Kampf gegen Pandemien global besser zu koordinieren, sollte auch die Weltgesundheitsorganisation WHO gestärkt werden. Noch bei der ersten SARS-CoV-1-Pandemie hatte sie unter ihrer damaligen Chefin Harlem Brundtland deutlichen Anteil an der globalen Eindämmung – Brundtland hatte China öffentlich für seine damals schon offenkundige Verschleierungstaktik kritisiert und Reisewarnungen in betroffene Regionen ausgesprochen, die auch tatsächlich befolgt wurden. Doch leider wurde der WHO ein Ausbau ihrer Befugnisse in den Jahren darauf versagt. Es folgten ein schleichender Bedeutungsverlust und Fehltritte, wie die verspätete Reaktion auf die Ebola-Epidemie in Westafrika ab 2014.

Heute ist die WHO gefangen in einem System von Staaten, von denen viele sich nichts mehr von internationalen Organisationen sagen lassen wollen. So hatte China nach dem COVID-19-Ausbruch erst Anfang Februar 2020 WHO-Experten ins Land gelassen, nachdem der Chef der Weltgesundheitsorganisation Tedros Adhanom Ghebreyesus das Land zuvor ausdrücklich für den Umgang mit dem Ausbruch gelobt hatte, was ihm von anderer Seite wiederum viel Kritik einbrachte. Doch auch westliche Staaten ignorierten die WHO weitgehend, als diese angesichts der Ausbreitung von SARS-CoV-2 am 30. Januar 2020 einen internationalen Gesundheitsnotstand (PHEIC) ausrief. Eine respektierte, finanziell bestens und mit den nötigen Befugnissen ausgestattete WHO wäre im Kampf gegen neue Pandemien wohl eine äußerst effiziente Waffe. Dafür müsste sie aber unbedingt von der Notwendigkeit befreit werden, Rücksichtnahme auf die politischen Befindlichkeiten der sie finanzierenden Länder zu nehmen.

Dass auch ein Laborunfall die Ursache der COVID-19-Pandemie gewesen sein könnte, sollte noch andere Denkprozesse anstoßen. Es wäre schließlich nur der jüngste und folgenschwerste in einer ganzen Reihe von Laborunfällen in den vergangenen Jahrzehnten. Und damit Anlass, die Sicherheitsstandards bei der Erforschung gefährlicher Erreger zu hinterfragen und weiter zu verbessern. Das gilt für die Arbeit in den Einrichtungen, aber auch in der freien Natur, etwa beim Kontakt mit Fledertieren. Auch bei der Finanzierung bestimmter Studien zu gefährlichen Erregern sollte das Risiko noch besser abgewogen werden. Und natürlich wirft die Möglichkeit, dass SARS-CoV-2 das Ergebnis von genetischen Experimenten sein könnte, ein Schlaglicht auf die umstrittene Gain-of-function-Forschung. Zwar geben deren Verfechter vor, dass derartige Experimente Pandemien verhindern könnten. Doch das Risiko bei der Erschaffung gefährlicher Erreger im Labor ist gewaltig, ein kleiner Fehler könnte die Welt in den Abgrund stürzen. Womöglich sind die Folgen dann um ein Vielfaches verheerender als bei COVID-19. Und wofür?

Bisher konnte GOF-Forschung Pandemien nicht verhindern und nur wenig zur Entwicklung von Impfstoffen oder Medikamenten gegen neuartige Erreger beitragen.[7] Gleichzeitig wurde mit der

GOF-Forschung die Büchse der Pandora geöffnet. Die gute alte Gentechnik ist längst zur Reversen Genetik und Synthetischen Biologie weiterentwickelt worden und damit so effizient geworden, dass vermutlich eine Handvoll Molekularbiologen in einem Hinterhoflabor nur ein paar tausend Dollar und einige Monate Zeit benötigen, um mittels Gain-of-function-Experimenten eine Bioterrorwaffe herzustellen, die Abermillionen Menschen töten könnte. Und anders als bei Kernwaffen, zu deren Entwicklung Tausende Menschen und Milliarden an Euro notwendig sind, können GOF-Experimente weitgehend im Verborgenen vorangetrieben werden. Um zu verhindern, dass derartige Horrorvisionen Wirklichkeit werden, sollten jene mit besonders gefährlichen Viren, darunter Coronaviren, ähnlich wie Chemiewaffen weltweit geächtet werden.

Eine weitere Lehre aus der Pandemie: Gerade in einem Umfeld von riskanter, vielleicht auch militärischer Forschung, das von großer Geheimhaltung gekennzeichnet ist, könnten vor allem Whistleblower die Menschheit vor gefährlichen Experimenten und Entwicklungen frühzeitig warnen. Die liberalen, demokratischen Länder sollten großes Interesse an der Förderung und dem Schutz von Whistleblowern haben und entsprechende Programme aufsetzen. Das Schicksal von Menschen wie Edward Snowden und Julian Assange deuten aber eher auf das Gegenteil.

Auch in Bezug auf Wissenschaft sind einige wichtige Lehren zu ziehen, ganz gleich, woher SARS-CoV-2 am Ende stammt. »Hört auf die Wissenschaft!«, war auch in der Coronavirus-Pandemie ein verbreiteter Schlachtruf. Doch der Öffentlichkeit muss klargemacht werden, dass es »die Wissenschaft« nicht gibt. Selbst in den allgemein als besonders streng geltenden Naturwissenschaften existieren kontroverse Debatten. Sie sind sogar eher die Regel als die Ausnahme. Allerdings geht es meist um Dinge, die von geringem allgemeinem Interesse sind wie etwa die Frage, ob die nächsten Verwandten der Insekten die Krebstiere oder die Spinnentiere sind, so dass die Öffentlichkeit davon meistens nichts mitbekommt. Obwohl sich derartige Auseinandersetzungen bisweilen hinziehen können. Insbesondere bei neuen Phänomenen wie SARS-CoV-2 braucht es oft einige Zeit, bis sich bestimmte Hypothesen und Theorien durchsetzen. Während dieser Prozess anhält, kann es durchaus sein, dass man von Wissenschaftlern, je nachdem, welchen man fragt, sehr unterschiedliche Einschätzungen erhält. Bei komplexen Themen kondensiert sich so etwas wie Lehrbuchwissen erst nach Jahrzehnten der Diskussion heraus. Die Debatte ist der Vater aller Dinge, das wusste der vorsokratische Philosoph Heraklit schon vor 2500 Jahren.

Doch die Öffentlichkeit hatte zu Beginn der COVID-19-Pandemie verlässliche und allgemeingültige Antworten von Wissenschaftlern erwartet, die diese aber nicht liefern konnten. Taten sie es doch, wie die Virologen im *Lancet*-Brief und die Autoren des Andersen-Papers, wurde es bereitwillig als einzig gültige Wahrheit angenommen. Hier sollten zukünftig alle Menschen auch außerhalb des Wissenschaftsbetriebs eine neue, kritische Haltung einnehmen. »Hört auf die Wissenschaft« darf nicht zur Hörigkeit verkommen! Gerade wenn ein neues Phänomen auftaucht, sollten schnellen Erklärungsversuchen vonseiten der Wissenschaft stets kritisch hinterfragt werden: »Woher weiß man das? Könnte es nicht auch anders sein?«

Ich möchte hier keinesfalls einer generellen Wissenschaftsfeindlichkeit das Wort reden, im Gegenteil. Ist ein gewisses Erkenntnisniveau erreicht, sind Forscher, vor allem Naturwissenschaftler, auf einigen Gebieten möglicherweise bessere Ratgeber als Juristen, Ökonomen oder Politiker. Dies gilt insbesondere bei Existenzfragen der Menschheit. Dass etwa der Klimawandel real und zum Großteil menschengemacht ist, wird seit Jahrzehnten immer wieder aufs Neue wissenschaftlich bestätigt. Dass uns durch extreme Abnahme der Biodiversität inklusive des Artensterbens eine parallele Katastrophe droht, auch davon kann man getrost ausgehen. In diesen Angelegenheiten hätte man schon viel früher und viel mehr auf die Wissenschaft hören sollen. Doch blindes Vertrauen in sie könnte gefährliche Folgen haben: So war etwa die Gain-of-function-Forschung von der breiten Öffentlichkeit weitgehend unbemerkt vorangetrieben worden – trotz ihres apokalyptischen Potenzials.

Aber auch alle Wissenschaftler sollten selbstkritisch Lehren aus der Pandemie ziehen. Wenn die existierenden Daten keine eindeutigen Aussagen zu noch unverstandenen Phänomenen zulassen, sollten sie sich dies eingestehen und vor allem davon absehen, in öffentlichen Äußerungen und Publikationen etwas anderes zu behaupten. Dies hätten definitiv Kristian Andersen und seine Kollegen beherzigen sollen, als sie ihre unsägliche Studie *The proximal origin of SARS-CoV-2* verfassten. Sich noch mehr selbstkritisch hinterfragen sollte sich auch die Gruppe einflussreicher Virologen, die zu Beginn der Pandemie mit dem *Lancet*-Brief versucht hatte, die so wichtige wissenschaftliche Debatte um den Ursprung des Virus abzuwürgen – und sich voreilig auf eine natürliche Zoonose festlegte. Viel schlimmer noch: Alle Kollegen und Kolleginnen, die ihrer Einschätzung nicht folgen wollten, wurden als »Verschwörungstheoretiker« diskreditiert. Dafür warfen die Autoren ihre Autorität als renommierte Forscher in die Waagschale, haben letztendlich damit aber der Glaubwürdigkeit der gesamten Wissenschaft massiv geschadet.

Was eigentlich bleibt von ihrem voreiligen Zoonose-Pamphlet des Frühjahres 2020 übrig? Der deutsche Virologe und Mitunterzeichner Christian Drosten räumte später ein, dass es sich bei dem *Lancet*-Brief mehr um eine »Solidaritätsbekundung« als um eine wissenschaftliche Stellungnahme gehandelt haben soll.[8] Allerdings dürfte das in der Öffentlichkeit zu Beginn der Pandemie kaum jemand so verstanden haben. Andere Mitstreiter haben sich eindeutiger distanziert.[9] Erstautor Charles Calisher gab an, seine Meinung geändert zu haben, da es »zu viele Zufälle« gebe, um die Labor-Hypothesen zu ignorieren.[10] Ein anderer Unterzeichner, der Chicagoer Virologe-Professor Bernard Roizman, sagte im Mai 2021 sogar, dass er davon überzeugt sei, dass »das Virus in ein Labor gebracht wurde, wo man anfing, damit zu arbeiten ... und irgendeine schlampige Person hat es herausgebracht«.[11] Auch der in Österreich geborene und in den USA forschende Virologe Peter Palese gab inzwischen zu Protokoll: »Seit dem von mir unterzeichneten *Lancet*-

Brief sind eine Menge beunruhigender Informationen aufgetaucht, und ich möchte Antworten auf alle Fragen sehen.«[12]

Doch wer annimmt, die restlichen Verfasser des ersten *Lancet*-Briefes hätten sich ebenfalls geläutert gezeigt, wird enttäuscht. Etwa anderthalb Jahre nach seinem Erscheinen bekräftigten alle Beteiligte – bis auf drei: Roizman, Palese und William Karesh fehlten, überraschenderweise war Charles Calisher aber erneut mit von der Partie – ihre Aussagen in einem zweiten Brief an *The Lancet*.[13] Mit dem Titel *Science, not speculation, is essential to determine how SARS-CoV-2 reached humans (Wissenschaft, nicht Spekulation, ist entscheidend, um herauszufinden, wie SARS-CoV-2 den Menschen erreicht hat)* versuchten sie erneut den Eindruck zu erwecken, sie stünden auf der Seite der Wissenschaft, andere hingegen würden nur spekulieren. Dabei hatten sich die Autoren bis dahin längst als interessengesteuerte Propagandisten entlarvt. Zumindest hatte der Druck der Öffentlichkeit auf das Journal *The Lancet* dazu geführt, dass alle Verfasser nun im Kleingedruckten, das ähnlich lang ist wie die Stellungnahme selbst, ihr gesamtes Finanzierungssystem und damit potentielle Interessenkonflikte offenlegen mussten. Dort steht nun für jedermann nachzulesen, dass Peter Daszak und seine EcoHealth Alliance mit Forschern in China zusammengearbeitet hatte, wobei auch eine »kleine Anzahl« gentechnisch veränderter Fledermaus-Coronaviren hergestellt und ihre Infektiosität an Zellen getestet worden war.[14]

Eine weitere Lehre für die Wissenschaft: In Debatten, die von einer breiten Öffentlichkeit kontrovers geführt und verfolgt werden, bedarf es möglicherweise Außenseitern, damit nicht Eigeninteresse oder Forscherehrgeiz die Suche nach der Wahrheit unterminieren. Mit Außenseitern meine ich Wissenschaftler, die in einem Fachgebiet keine persönlichen Ambitionen verfolgen. Es ist nur zu verständlich, dass Virologen, die viele Millionen Dollar an Drittmitteln erhalten haben, um in einer Kooperation mit einem Forschungsinstitut in Wuhan das pandemische Potential von Coronaviren zu erforschen, wenig Begeisterung für ein Szenario wie einen Laborunfall dort aufbringen. Es würde ja bedeuten, dass sie die Gefahr, die sie eigentlich abwehren sollten und wollten, erst heraufbeschworen haben. In dieser Situation können ein Nanophysiker oder eine Evolutionsbiologin, die eigentlich »fachfremd« sind, möglicherweise mehr zur kritischen Diskussion über die Herkunft eines Virus beitragen als die führenden Vertreter des Fachgebiets. Diese Art von gebildeten Außenseitern sollte man also nicht geringschätzen und wegen ihrer fehlenden Expertise ignorieren. Stattdessen sollten ihre Argumente gründlich geprüft und als wichtigen, eventuell essentiellen Beitrag zum Aufklärungsprozess angesehen werden – frei nach dem Motto Jesu im Neuem Testament: »Wenn die Menschen schweigen, werden die Steine schreien.« Sollen halt die Außenseiter schreien, wenn die Experten schweigen.

Geschwiegen haben leider auch die Forschungsförderungsorganisationen, von denen sich Deutschland einige leistet: wie die Deutsche Forschungsgemeinschaft (DFG), die Max-Planck-Gesellschaft (MPG), die Leibniz-Gemeinschaft, die Fraunhofer-Gesellschaft oder die Deutsche Akademie der Wissenschaften Leopoldina. Einige ihrer Institute und die Institute ihrer Mitglieder sind führend in den Bereichen Virologie und Infektionsbiologie. Warum hat keine dieser Gesellschaften auf eine rigorose Aufklärung der Entstehung von SARS-CoV-2 gedrungen oder sogar eigene Forschungsprogramme angeschoben? In Zukunft würde ich mir eine aktive Rolle dieser Institutionen in der Aufklärung auch vermeintlich brisanter Geschehnisse wünschen.

13 Die zweite Pandemie und die eigentliche Verschwörung – eine Art Fazit

Liebe Leserin oder lieber Leser, zum Ende dieses Buches fragen Sie sich sicher, wie es denn nun eigentlich gewesen ist: Sprang SARS-CoV-2 auf natürliche Weise über oder entkam das Virus bei einem Laborunfall? Meine ehrliche Antwort: Ich weiß es nicht, sonst hätte ich es Ihnen schon verraten.

Ich wurde auch mehrfach von Journalisten gefragt, welches Szenario ich für wahrscheinlicher halte. Sympathischer wäre mir natürlich eine natürliche Zoonose. Ich hoffe inständig, dass es nicht Wissenschaftler waren, die ein tödliches Virus möglicherweise erst konstruierten, entkommen ließen und es dann vertuschten. Doch die Welt ist kein Wunschkonzert – je mehr Details über die Umstände des Ausbruchs in Wuhan bekannt werden, desto schwerer fällt es mir, an eine reine Naturkatastrophe zu glauben. Glücklicherweise gilt es unter Wissenschaftlern nicht mehr als Tabu, Zweifel an der Zoonose-Hypothese auszusprechen und einen Laborunfall als plausible Möglichkeit zu betrachten. Das ist auch dem Einsatz vieler kritischer Forscherinnen und Forscher zu verdanken, von denen in diesem Buch die Rede war.

Vereinfacht gesagt, sehe ich die Sache so: Im Herbst 2019 brach in Wuhan in der Provinz Hubei der Volksrepublik China eine Seuche aus, die bald schon COVID-19 genannt wurde und sich zu einer grausamen Pandemie entwickelte. Millionen Menschen wurden ihr Opfer, viele weitere werden folgen. Als Verursacher wurde mit rasender Geschwindigkeit ein neues Coronavirus identifiziert, das bald SARS-CoV-2 genannt wurde. Wie es entstanden ist, ist unbekannt. Einiges spricht dafür, dass Forschungsinstitute in der Stadt Wuhan, die Coronaviren massenweise in entlegenen Gegenden aus Fledermäusen gesammelt, teilweise gentechnisch verändert und intensiv untersucht haben, etwas damit zu tun haben. Aufgrund aller vorliegenden Indizien halte ich das für durchaus wahrscheinlich. Beweisen kann ich einen solchen Zusammenhang aber nicht.

Auch wenn ich mit diesem Buch das Rätsel nicht lösen kann, so soll es zumindest etwas anderes bewirken: Es soll den Blick auf eine zweite Pandemie lenken, die noch viel zu wenig ins Bewusstsein der Öffentlichkeit gedrungen ist und noch viel zu wenig diskutiert wird. Ich meine die Pandemie wissenschaftlicher Arroganz und medialer und politischer Ignoranz. Denn statt einen möglichen Laborunfall nach allen Regeln der Wissenschaft rigoros zu untersuchen, geschah in den ersten Wochen der Pandemie das glatte Gegenteil: Führende Coronavirusforscher verständigten sich gemeinsam darauf, dass entgegen jeder Plausibilität und einiger Indizien die COVID-19-Pandemie auf einer natürlichen Zoonose beruhe und dass Hypothesen, die einen Laborunfall annehmen, Verschwörungstheorien seien. An dieser Absprache waren nicht nur aktive Coronavirusforscher beteiligt, sondern auch Personen, die man eher im Verwaltungs- und Politikbereich ansiedeln würde.

Doch ich finde die führende Rolle einiger Wissenschaftler besonders kritikwürdig. Damit meine ich mindestens alle 27 Unterzeichner des *Lancet*-Briefes und alle fünf Autoren des Andersen-Papers. In der Absprache dieser Experten sehe ich die eigentliche Verschwörung im Fall SARS-CoV-2, die sie in einer Art perfider Projektion den Kritikern der natürlichen Zoonose-Hypothese vorgeworfen haben. Diese Kritiker und Zweifler sind allerdings ein viel zu großer und heterogener Haufen, als dass sie sich wirklich hätten verschwören können – und ein Motiv kann ich auch nicht erkennen.

Für eine natürliche Zoonose gibt es bislang, fast zweieinhalb Jahre später, ebenso wenig einen schlagenden Beweis wie für einen Laborunfall. Dennoch gelang es den Anhängern der Natürliche-Zoonose-Hypothese rasch, weite Teile der Öffentlichkeit von ihren

Ansichten zu überzeugen, vermutlich weil dies politisch, insbesondere im Verhältnis zu China, der bequemere Weg war. Selbst die führenden Wissenschaftsmagazine wie *Nature* und *Science* und deutsche Leitmedien wie DIE ZEIT, der SPIEGEL sowie öffentlich-rechtliche Medienanstalten gingen ihnen weitgehend auf den Leim, statt investigativ zu recherchieren und kritisch nachzuhaken. So entging ihnen zunächst auch, auf welch unsolider wissenschaftlicher Grundlage hier anmaßend zwischen Wissenschaft und Verschwörungstheorie unterschieden wurde und welche ungeheuren Interessenkonflikte viele derjenigen hatten, die diese Unterscheidung vornahmen.

Neben der Tatsache, dass bestimmte Wissenschaftler in der Vergangenheit sehr viel Geld für ihre Forschung erhalten hatten, mussten diese ja um ihre Arbeitsmöglichkeiten in der Zukunft, ja das Ansehen ihres gesamten Arbeitsgebietes, der Virologie, bangen. Schließlich waren viele von ihnen eigentlich mit dem Ziel angetreten, die Welt vor Pandemien zu bewahren. Hätte ihre Aktivität die COVID-19-Pandemie ausgelöst, hätten sie schließlich wie Feuerwehrleute dagestanden, die fahrlässig einen Brand verursachten, den zu verhindern eigentlich Aufgabe aller ihrer Präventionsmaßnahmen hätte sein sollen.

Angesichts des angerichteten menschlichen Leids muss einen die COVID-19-Pandemie traurig stimmen. Aber es ist die andere Pandemie, die mich empört: nämlich die wissenschaftlicher sowie medialer Arroganz und Ignoranz. Denn sie ist komplett menschengemacht und daher absolut vermeidbar gewesen.

Vermutlich werden wir die Entstehung neuer Pandemien nie völlig verhindern können. Wir könnten allerdings durch einen naturfreundlicheren Lebenswandel ihr Entstehen unwahrscheinlicher machen und ihre Auswirkungen durch Erfolge der Biomedizin erheblich mildern. Leider sind wir nur bei Letzterem auf gutem Weg.

Was aber nie mehr passieren sollte, ist, dass eine recht kleine Gruppe hochspezialisierter Experten nahezu die ganze Welt bezüglich der Ursachen eines Phänomens einlullt und eine offene wissenschaftliche Diskussion unterdrückt. Sollte dieses Buch einen kleinen Beitrag dazu leisten, so etwas in Zukunft zu verhindern, hätte es seinen Zweck erfüllt.

Danksagung

Mein erster und ganz besonderer Dank gilt Kai Stoppel, dem guten Geist dieses Buches. Seinem praktischen Crashkurs »Floskelalarm!« verdankt das Buch unendlich viel, und seine Recherchen hätten locker für zwei Doktorarbeiten gereicht. Ohne Kais Unterstützung wäre dieses Buch in einer nahezu ungenießbaren Version im Jahr 2026 im Selbstverlag erschienen, und niemand hätte es gelesen. Deine Liebe zum falschen Fußballverein sei Dir hiermit verziehen.

Ein weiterer Dank gilt Thomas »Tommy« Schmoll, dem Hannibal Lektor dieses Buches. Er gab die Anregung, ein Buch über die »Corona-Laborthese« zu schreiben, und hat ihm auch in mehreren anderen Rollen gedient. Seine unkonventionellen Motivationskünste haben bei mir genau die Wut erzeugt, die man wohl braucht, um auch nachts um drei noch an Texten über einen Seuchenerreger zu schreiben.

Ein großer Dank gilt allen Mitgliedern der Paris Group, auch wenn viele von ihnen bestreiten würden, dass es eine Gruppe dieses Namens überhaupt gibt, und selbst wenn es sie gäbe, dass sie ihr angehören würden. Ohne die vielen wertvollen Diskussionen mit Euch wäre ich vermutlich an SARS-CoV-2 verzweifelt. Ein besonderer Dank geht hier an Virginie Courtier, die mich von meinem Einzelkämpferdasein befreit und zum stolzen Mitglied einer namenlosen, nichtexistenten Partisanengruppe gemacht hat. Einen ausdrücklichen Dank auch an Rossana Segreto, Jamie Metzl, Jacques van Helden, Roland Wiesendanger und Milton Leitenberg, die mich auf unterschiedlichste Art und Weise beeindruckt, inspiriert, ermutigt und mit Informationen versorgt haben. Ihr alle seid die Helden dieser wahren Geschichte, deren Chronist zu werden ich die Ehre hatte.

Ich danke auch dem Westend Verlag, der sich getraut hat, ein solches Buch herauszubringen, als andere Verlage nicht den Mut dazu hatten.

Ein besonders herzlicher Dank geht an Lydia. Ohne Dich gäbe es dieses Buch nicht, und mich vielleicht auch nicht mehr. Wer mitdenkt, wird Dir im Buch immer wieder begegnen.

Anmerkungen

1 Der Ursprung des Virus – wen interessiert das überhaupt?

1 COVID-19 Excess Mortality Collaborators: »Estimating excess mortality due to the COVID-19 pandemic: a systematic analysis of COVID-19-related mortality, 2020-21«, in: *Lancet*, 399, 2022, S. 1513–36.

2. Verstörende Bilder – die Unruhe vor dem Sturm

1 Coronaviridae Study Group of the International Committee on Taxonomy of Viruses: »The species Severe acute respiratory syndrome-related coronavirus: classifying 2019-nCoV and naming it SARS-CoV-2«, in: *Nature Microbiology*, 5, 2020, S. 536–544.
2 Guan, Y., Zheng, B. J., He, Y. Q. et al.: »Isolation and characterization of viruses related to the SARS coronavirus from animals in Southern China«, in: *Science*, 2003, 302, S. 276–278.
3 Ebd.
4 Lau, S. K. et al.: »Severe acute respiratory syndrome coronavirus-like virus in Chinese horseshoe bats«, in: *Proceedings of the National Academy of Sciences of the United States of America*, 102, 2005, S. 14040–5.
5 Hu, B., Zeng, L.-P., Yang, X.-L., Ge, X.-Y., Zhang, W., Li, B. et al.: »Discovery of a rich gene pool of bat SARS-related coronaviruses provides new insights into the origin of SARS coronavirus«, in: *PLoS Pathogens*, 13, 2017, e1006698.
6 Cyranoski, D.: »Bat cave solves mystery of deadly SARS virus – and suggests new outbreak could occur«, in: Nature, 1. Dezember 2017, online unter: https://www.nature.com/articles/d41586-017-07766-9, abgerufen am 18. März 2022.
7 Taylor, L. H., Latham, S. M., Woolhouse, M. E.: »Risk factors for human disease emergence«, in: *Philosophical Transactions of the Royal Society B*, 356, 2001, S. 983–989; Dahlke, C., Addo, M. M.: »Emerging Infections«, in: *Biologie in unserer Zeit*, 45, 2015, S. 368–378.
8 Hu, B., Zeng, L.-P., Yang, X.-L., Ge, X.-Y., Zhang, W., Li, B. et al.: »Discovery of a rich gene pool of bat SARS-related coronaviruses provides new insights into the origin of SARS coronavirus«, in: *PLoS Pathogens*, 13, 2017, e1006698; Cyranoski, D.: »Bat cave solves mystery of deadly SARS virus – and suggests new outbreak

could occur«, in: Nature, 01. Dezember 2017, online unter: https://www.nature.com/articles/d41586-017-07766-9, abgerufen am 18. März 2022.

9 Wu, F., Zhao, S., Yu, B. et al.: »A new coronavirus associated with human respiratory disease in China«, in: *Nature*, 579, 2020, S. 265–269; Zhou, P., Yang, XL., Wang, XG. et al.: »A pneumonia outbreak associated with a new coronavirus of probable bat origin«, in: *Nature*, 579, 2020, S. 270–273.

10 Nystedt, B., Street, N., Wetterbom, A. et al.: »The Norway spruce genome sequence and conifer genome evolution«, in: *Nature*, 497, 2013, S. 579–584; One Thousand Plant Transcriptomes Initiative [Leebens-Mack, J. H. et al.]: »One thousand plant transcriptomes and phylogenomics of green plants«, in: *Nature*, 574, 2019, S. 679–685.

11 Cui, J., Li, F., Shi, Z.-L.: »Origin and evolution of pathogenic coronaviruses«, in: *Nature Reviews Microbiology*, 17, 2019, S. 181–192.

3. Ausgerechnet Wuhan

1 Kuhn, J. H. et al.: »Classify viruses – the gain is worth the pain. Viruses hold solutions to a lot of problems, so let's fund and reward cataloguing, urge Jens H. Kuhn and colleagues.«, in: *Nature*, 566, 2019, S. 318–320.

2 Ebd.

3 Ebd.

4 Theissen, G., Richter, A. und Lukacs, N.: »Degree of biotinylation in nucleic acids estimated by a gel retardation assay«, in: *Analytical Biochemistry*, 179, 1989, S. 98–105; Klaff, P., Gruner, R., Hecker, R., Sättler, A., Theissen, G. und Riesner, D.: »Reconstituted and cellular viroid-protein complexes«, in: *Journal of General Virology*, 70, 1989, S. 2257–2270.

5 Tyrrell, D. A. J., Bynoe, M. L.: »Cultivation of a novel type of common-cold virus in organ cultures«, in: *British Medical Journal*, 1965, 1, S. 1467–70; Mahase, Elisabeth: »Covid-19: First coronavirus was described in The BMJ in 1965«, in: *BMJ*, 369, 2020, m1547..

6 Almeida, J.D., Berry, D.M., Cunningham, C.H., Hamre, D., Hofstad, M.S., Malluci, L., McIntosh, K., Tyrell, D.A.J.:»Coronaviruses«, in: *Nature*, 220, 1968, S. 650.

7 Liu, Ding X. et al.: »Human Coronavirus-229E, -OC43, -NL63, and -HKU1 (Coronaviridae)«, in: *Encyclopedia of Virology*, 2021, S. 428–440.

8 Vijgen, L. et al.: »Complete Genomic Sequence of Human Coronavirus OC43: Molecular Clock Analysis Suggests a Relatively Recent Zoonotic Coronavirus Transmission Event«, in: *Journal of Virology*, 79, 2005, S. 1595–1604.

9 Ebd.

10 Corman, V. M. et al.: »Link of a ubiquitous human coronavirus to dromedary camels«, in: *Proceedings of the National Academy of Sciences of the United States of America*, 113, 2016, S. 9864–9869.

11 Cui, J., Li, F., Shi, Z.-L.: »Origin and evolution of pathogenic coronaviruses«, in: *Nature Reviews Microbiology*, 17, 2019, S. 181–192.

12 Editorial Board: »We're still missing the origin story of this pandemic. China is sitting on the answers.«, in Washington Post, 5. Februar 2021, online unter: https://www.washingtonpost.com/opinions/2021/02/05/coronavirus-origins-mystery-china/, abgerufen am 23. März 2022.

13 Cui, J., Li, F., Shi, Z.-L.: »Origin and evolution of pathogenic coronaviruses«, in: *Nature Reviews Microbiology*, 17, 2019, S. 181–192.

14 Editorial Board: »We're still missing the origin story of this pandemic. China is sitting on the answers.«, in Washington Post, 5. Februar 2021, online unter: https://www.washingtonpost.com/opinions/2021/02/05/coronavirus-origins-mystery-china/, abgerufen am 23. März 2022.

15 Qui, Jane: »How China's ›Bat Woman‹ Hunted Down Viruses from SARS to the New Coronavirus«, in: Scientific American, 1. Juni 2020, online unter: https://www.scientificamerican.com/article/how-chinas-bat-woman-hunted-down-viruses-from-sars-to-the-new-coronavirus1/, abgerufen am 23. März 2022.

16 Hu, B., Zeng, L.-P., Yang, X.-L., Ge, X.-Y., Zhang, W., Li, B. et al.: »Discovery of a rich gene pool of bat SARS-related coronaviruses provides new insights into the origin of SARS coronavirus«, in: *PLoS Pathogens*, 13, 2017, e1006698.

17 Xiao, B., Xiao, L.: »The possible origins of 2019-nCoV coronavirus«, 2020, online unter: https://img-prod.tgcom24.mediaset.it/images/2020/02/16/114720192-5eb8307f-017c-4075-a697-348628da0204.pdf, abgerufen am 23. März 2022.

18 Areddy, James T.: »Coronavirus Epidemic Draws Scrutiny to Labs Handling Deadly Pathogens«, in: Wall Street Journal, 5. März 2020, online unter: https://www.wsj.com/articles/coronavirus-epidemic-draws-scrutiny-to-labs-handling-deadly-pathogens-11583349777, abgerufen am 23. März 2022.

4. Ein unverschämter Brief

1 Calisher, Charles, Carroll, Dennis, Colwell, Rita, Corley, Ronald B., Daszak, Peter, Drosten, Christian, Enjuanes, Luis, Farrar, Jeremy, Field, Hume, Golding, Josie, Gorbalenya, Alexander, Haagmans, Bart, Hughes, James M., Karesh, William B., Keusch, Gerald T., Lam, Sai Kit, Lubroth, Juan, Mackenzie, John S., Madoff, Larry, Mazet, Jonna, Palese, Peter, Perlman, Stanley, Poon, Leo, Roizman, Bernard, Saif, Linda, Subbarao, Kanta, Turner, Mike: »Statement in support of the scientists, public health professionals, and medical professionals of China combatting COVID-19«, in: *Lancet*, 395, 2020, S. e42-e43.

2 »We stand together to strongly condemn conspiracy theories suggesting that COVID-19 does not have a natural origin. (...) Conspiracy theories do nothing but create fear, rumours, and prejudice that jeopardise our global collaboration in the fight against this virus.« Ebd.

3 »Scientists from multiple countries have published and analysed genomes of the causative agent (...) (SARS-CoV-2), and they overwhelmingly conclude that this coronavirus originated in wildlife, as have so many other emerging pathogens.« Ebd.

4 »We have watched as the scientists, public health professionals, and medical professionals of China, in particular, have worked diligently and effectively to rapidly identify the pathogen behind this outbreak, put in place significant measures to reduce its impact, and share their results transparently with the global health community.« Ebd.

5 Zhong, Raymond, Mozur, Paul, Kao, Jeff, Krolik, Aaron: »No ›Negative‹ News: How China Censored the Coronavirus«, in: New York Times, 19. Dezember

2020, online unter: https://www.nytimes.com/2020/12/19/technology/china-coronavirus-censorship.html, abgerufen am 4. Mai 2022.

6 Wurtz, N., Papa, A., Hukic, M. et al.: »Survey of laboratory-acquired infections around the world in biosafety level 3 and 4 laboratories«, in: *European Journal of Clinical Microbiology & Infectious Diseases*, 35, 2016, S. 1247–1258.

7 Günther, S., Feldmann, H., Geisbert, T. W., Hensley, L. E., Rollin, P. E., Nichol, S. T., Ströher, U., Artsob, H., Peters, C. J., Ksiazek, T. G., Becker, S., ter Meulen, J., Olschläger, S., Schmidt-Chanasit, J., Sudeck, H., Burchard, G. D., Schmiedel, S.: »Management of accidental exposure to Ebola virus in the biosafety level 4 laboratory, Hamburg, Germany«, in: *The Journal of Infectious Diseases*, 204, 2011, S. 785–790.

8 Slenczka, W., Klenk, H. D.: »Forty Years of Marburg Virus«, in: *The Journal of Infectious Diseases*, 196, 2007, S. 131–135.

9 Senior, K.: »Recent Singapore SARS case a laboratory accident«, in: *The Lancet Infectious diseases*, 3, 2003, S. 679.

10 Orellana, Claudia: »Laboratory-acquired SARS raises worries on biosafety«, in: *Lancet*, 1. Februar 2004, online unter: https://www.thelancet.com/journals/laninf/article/PIIS1473-3099(04)00911-9/fulltext, abgerufen am 4. Mai 2022.

11 Fleck, Fiona: »SARS outbreak over but concerns for lab safety remain«, in: *Bulletin of the World Health Organization*, Juni 2004.

12 »Justice Department and FBI Announce Formal Conclusion of Investigation into 2001 Anthrax Attacks«, 19. Februar 2010, online unter: https://www.justice.gov/opa/pr/justice-department-and-fbi-announce-formal-conclusion-investigation-2001-anthrax-attacks, abgerufen am 27. März 2022.

13 Cohen, Jon: »Wuhan coronavirus hunter Shi Zhengli speaks out«, in: *Science*, 369, 2020, S. 487–488.

14 Rogin, Josh: »Opinion: State Department cables warned of safety issues at Wuhan lab studying bat coronaviruses«, in: *Washington Post*, 14. April 2020, online unter: https://www.washingtonpost.com/opinions/2020/04/14/state-department-cables-warned-safety-issues-wuhan-lab-studying-bat-coronaviruses/, abgerufen am 4. Mai 2022.

15 Michaelis, M., Doerr, H. W., Cinatl, J.: »Novel swine-origin influenza A virus in humans: another pandemic knocking at the door«, in: *Medical Microbiology and Immunology*, 198, 2009, S. 175–183.

16 Rozo, M., Gronvall, G. K.: »The reemergent 1977 H1N1 strain and the gain-of-function debate«, in: *mBio*, 6, 2015, e01013-15.

17 Editorial: »An Engineered Doomsday«, in: *New York Times*, 7. Januar 2012, online unter: https://www.nytimes.com/2012/01/08/opinion/sunday/an-engineered-doomsday.html, abgerufen am 4. Mai 2022.

18 Zhang, Y., Zhang, Q., Kong, H., Jiang, Y., Gao, Y., Deng, G., Shi, J., Tian, G., Liu, L., Liu, J., Guan, Y., Bu, Z., Chen, H.: »H5N1 hybrid viruses bearing 2009/H1N1 virus genes transmit in guinea pigs by respiratory droplet«, in: *Science*, 340, 2013, S. 1459–63.

19 Menachery, V., Yount, B., Debbink, K. et al.:» A SARS-like cluster of circulating bat coronaviruses shows potential for human emergence«, in: *Nature Medicine*, 21, 2015, S. 1508–1513.

20 »We are aware that this article is being used as the basis for unverified theories that the novel coronavirus causing COVID-19 was engineered. There is no evidence

that this is true; scientists believe that an animal is the most likely source of the coronavirus.« Calisher, Charles et al.: »Statement in support of the scientists, public health professionals, and medical professionals of China combatting COVID-19«, in: *Lancet*, 395, 2020, S. e42-e43.

21 Hu, B., Zeng, L.-P., Yang, X.-L., Ge, X.-Y., Zhang, W., Li, B. et al.: »Discovery of a rich gene pool of bat SARS-related coronaviruses provides new insights into the origin of SARS coronavirus«, in: *PLoS Pathogens*, 13, 2017, e1006698.

22 Thi Nhu Thao, T., Labroussaa, F., Ebert, N. et al.: »Rapid reconstruction of SARS-CoV-2 using a synthetic genomics platform«, in: *Nature*, 582, 2020, S. 561–565.

5. Eine unglaublich schlechte Studie

1 »Das Coronavirus stammt nicht aus dem Labor«, in: 20 Minuten, online unter: https://www.20min.ch/story/das-coronavirus-stammt-nicht-aus-dem-labor-202656260150, abgerufen am 1. April 2022.

2 Odenwald, Michael: »Wurde Corona von Menschen gezüchtet? Forscher widerlegen Verschwörungstheorien«, in: Focus online, online unter: https://www.focus.de/gesundheit/news/verschwoerungstheorie-endgueltig-widerlegt-nicht-aus-dem-labor-forscher-beweisen-dass-sars-cov-2-natuerlich-entstanden-ist_id_11801624.html, abgerufen am 1. April 2022.

3 Killy, Daniel: »Wissenschaftler finden Beweise: Coronavirus ist kein Laborprodukt«, in: Redaktionsnetzwerk Deutschland, online unter: https://www.rnd.de/wissen/coronavirus-ist-kein-laborprodukt-wissenschaftler-finden-beweise-LRIORBH43ZD7LO2QKUWN33VK7M.html, abgerufen am 1. April 2022.

4 Ebd.

5 Odenwald, Michael: »Wurde Corona von Menschen gezüchtet? Forscher widerlegen Verschwörungstheorien«, in: Focus online, online unter: https://www.focus.de/gesundheit/news/verschwoerungstheorie-endgueltig-widerlegt-nicht-aus-dem-labor-forscher-beweisen-dass-sars-cov-2-natuerlich-entstanden-ist_id_11801624.html, abgerufen am 1. April 2022.

6 Andersen, K. G., Rambaut, A., Lipkin, W. I., Holmes, E. C., Garry, R. F.: »The proximal origin of SARS-CoV-2«, in: *Nature Medicine*, 26, 2020, S. 450–452.

7 Wrapp, D., Wang, N., Corbett, K. S., Goldsmith, J. A., Hsieh, C. L., Abiona, O., Graham, B. S., McLellan, J. S.: »Cryo-EM structure of the 2019-nCoV spike in the prefusion conformation«, in: *Science*, 367, 2020, S. 1260–1263; Nguyen, H. L., Lan, P. D., Thai, N. Q., Nissley, D. A., O'Brien, E. P., Li, M. S.: »Does SARS-CoV-2 Bind to Human ACE2 More Strongly Than Does SARS-CoV?«, in: *The Journal of Physical Chemistry B*, 124, 2020, S. 7336–7347.

8 Piplani, S., Singh, P. K., Winkler, D. A. et al.: »In silico comparison of SARS-CoV-2 spike protein-ACE2 binding affinities across species and implications for virus origin«, in: *Scientific Reports*, 11, 2021, 13063.

9 »COVID-19. Events in animals«, in: The World Organisation for Animal Health (OIE), online unter: https://www.oie.int/en/what-we-offer/emergency-and-resilience/covid-19/#ui-id-3, abgerufen am 4. April 2022.

10 Segreto, R., Deigin, Y., McCairn, K. et al.: »Should we discount the laboratory origin of COVID-19?«, in: *Environmental Chemistry Letters*, 19, 2021, S. 2743–2757.

11 Cyranoski, David: »Mystery deepens over animal source of coronavirus«, in:

Nature, 26. Februar 2020, online unter: https://www.nature.com/articles/d41586-020-00548-w, abgerufen am 5. Mai 2022.

12 »Experts convene to save one of world's most trafficked mammals«, in: IUCN, International Union for Conservation of Nature, 7. Juli 2017, online unter: https://www.iucn.org/news/species/201707/experts-convene-save-one-world%E2%80%99s-most-trafficked-mammals, abgerufen am 4. April 2022.

13 Zhou, P., Shi, Z.-L.: »SARS-CoV-2 spillover events«, in: *Science*, 371, 2021, S. 120–122.

14 Zhang, T., Wu, Q., Zhang, Z.: »Probable Pangolin Origin of SARS-CoV-2 Associated with the COVID-19 Outbreak«, in: *Current Biology*, 30, 2020, S. 1346–1351.

15 Coutard, B., Valle, C., de Lamballerie, X., Canard, B., Seidah, N.G., Decroly, E.: »The spike glycoprotein of the new coronavirus 2019-nCoV contains a furin-like cleavage site absent in CoV of the same clade«, in: *Antiviral Research*, 176, 2020, 104742; Li, X., Duan, G.Y., Zhang, W., Shi, J.S., Chen, J.Y., Chen, S.M., Gao, S., Ruan, J.S.: »A furin cleavage site was discovered in the S protein of the 2019 novel coronavirus«, in: *Chinese Journal of Bioinformatics*, 18, 2020, S. 103–108.

16 Hoffmann, M., Kleine-Weber, H., Pöhlmann, S.: »A Multibasic Cleavage Site in the Spike Protein of SARS-CoV-2 Is Essential for Infection of Human Lung Cells«, in: *Molecular cell*, 78, 2020, S. 779–784.e5.

17 Peacock, T.P., Goldhill, D.H., Zhou, J. et al.: »The furin cleavage site in the SARS-CoV-2 spike protein is required for transmission in ferrets«, in: *Nature Microbiology*, 6, 2021, S. 899–909.

18 »(...) could have implications for other coronaviruses with furin cleavage sites (including HKU1-CoV, OC43-CoV and MERS-CoV).« Johnson, B.A., Xie, X., Bailey, A.L. et al.: »Loss of furin cleavage site attenuates SARS-CoV-2 pathogenesis«, in: *Nature*, 591, 2021, S. 293–299.

19 Zhou, P., Yang, X.L., Wang, X.G. et al.: »A pneumonia outbreak associated with a new coronavirus of probable bat origin«, in: *Nature*, 579, 2020, S. 270–273; Segreto, R., Deigin, Y.: »The genetic structure of SARS-CoV-2 does not rule out a laboratory origin: SARS-COV-2 chimeric structure and furin cleavage site might be the result of genetic manipulation«, in: *BioEssays*, 43, 2021, e2000240.

20 Temmam, S., Vongphayloth, K., Baquero, E. et al.: »Bat coronaviruses related to SARS-CoV-2 and infectious for human cells«, in: *Nature*, 604, 2022, S. 330–336.

21 »Our analyses clearly show that SARS-CoV-2 is not a laboratory construct or a purposefully manipulated virus.« Andersen, K.G., Rambaut, A., Lipkin, W.I., Holmes, E.C., Garry, R.F.: »The proximal origin of SARS-CoV-2«, in: *Nature Medicine*, 26, 2020, S. 450–452.

22 »While the analyses (...) suggest that SARS-CoV-2 may bind human ACE2 with high affinity, computational analyses predict that the interaction is not ideal (...). Thus, the high-affinity binding of the SARS-CoV-2 spike protein to human ACE2 is most likely the result of natural selection on a human or human-like ACE2 (...). This is strong evidence that SARS-CoV-2 is not the product of purposeful manipulation.« Ebd.

23 »Although the RaTG13 bat virus remains the closest to SARS-CoV-2 across the genome, some pangolin coronaviruses exhibit strong similarity to SARS-CoV-2 in the RBD (...). This clearly shows that the SARS-CoV-2 spike protein optimized for binding to human-like ACE2 is the result of natural selection.« Ebd.

24 »Mutations, insertions and deletions can occur near the S1-S2 junction of coronaviruses, which shows that the polybasic cleavage site can arise by a natural evolutionary process.« Ebd.

25 »However, since we observed all notable SARS-CoV-2 features, including the optimized RBD and polybasic cleavage site, in related coronaviruses in nature, we do not believe that any type of laboratory-based scenario is plausible.« Ebd.

26 Wade, Nicholas: »Fauci Email Bolsters the Lab-Leak Theory«, in: Wall Street Journal, 4. Juni 2021, online unter: https://www.wsj.com/articles/fauci-email-bolsters-the-lab-leak-theory-11622830092, abgerufen am 5. Mai 2022.

27 Fahrion, G., Grolle, J., Hackenbroch, V., Knobbe, M., Sarovic, A., Wiedmann-Schmidt, W., Zand, B.: »Das Rätsel von Wuhan«, in: Spiegel, 2. Juli 2021, online unter: https://www.spiegel.de/ausland/coronavirus-geheimdienste-und-wissenschaftler-erforschen-ursprung-das-raetsel-von-wuhan-a-a092cc86-0002-0001-0000-000178206278, abgerufen am 5. Mai 2022.

28 Chan, Y. A., Zhan, S. H.: »The Emergence of the Spike Furin Cleavage Site in SARS-CoV-2«, in: Molecular Biology and Evolution, 39, 2022, msab327.

29 Dajose, Lori: »The Debate over Origins of SARS-CoV-2«, in: Caltech, online unter: https://www.caltech.edu/about/news/the-debate-over-origins-of-sars-cov-2, abgerufen am 4. April 2022.

30 »Genetische Sequenzierung zeigt: Schimpansen und Menschen sind sich ›so nah und doch so fern‹«, in: Cordis. Forschungsergebnisse der EU, online unter: https://cordis.europa.eu/article/id/24369-genetic-sequencing-reveals-chimps-and-humans-so-near-and-yet-so-far/de, abgerufen am 4. April 2022.

31 Boni, M. F., Lemey, P., Jiang, X. et al.: »Evolutionary origins of the SARS-CoV-2 sarbecovirus lineage responsible for the COVID-19 pandemic«, in: Nature Microbiology, 5, 2020, S. 1408–1417. https://doi.org/10.1038/s41564-020-0771-4; Wang, H., Pipes, L., Nielsen, R.: »Synonymous mutations and the molecular evolution of SARS-CoV-2 origins«, in: Virus Evolution, 7 2021 veaa098.

6. Mein erster Brief an Nature

1 Ji, W., Wang, W., Zhao, X., Zai, J., Li, X.: »Cross-species transmission of the newly identified coronavirus 2019-nCoV«, in: Journal of Medical Virology, 92, 2020, S. 433–440.

2 Liu, P., Jiang, J. Z., Wan, X. F., Hua, Y., Li, L. et al.: »Are pangolins the intermediate host of the 2019 novel coronavirus (SARS-CoV-2)?«, in: PLoS Pathogens, 2020, e1008421.

3 Li, Q., Guan, X., Wu, P., Wang, X., Zhou, L., Tong, Y. et al.: »Early transmission dynamics in Wuhan, China, of novel coronavirus-infected pneumonia«, in: The New England Journal of Medicine, 2020, S. 1199–207.

4 Hennig, Korinna, Drosten, Christian: »Coronavirus-Update. Folge 40«, in: NDR, online unter: https://www.ndr.de/nachrichten/info/40-Coronavirus-Update-Jetzt-ist-Alltagsverstand-gefragt,podcastcoronavirus208.html, abgerufen am 8. April 2022.

5 Xiao, C. et al.: »HIV-1 did not contribute to the 2019-nCoV genome«, in: Emerging Microbes & Infections, 9, 2020, S. 378–381.

6 Hu, B., Zeng, L.-P., Yang, X.-L., Ge, X.-Y., Zhang, W., Li, B. et al.: »Discovery of a rich gene pool of bat SARS-related coronaviruses provides new insights into the origin of SARS coronavirus«, in: *PLoS Pathogens*, 13, 2017, e1006698.

7 Owen, Glen: »Wuhan lab was performing coronavirus experiments on bats from the caves where the disease is believed to have originated – with a £3m grant from the US«, in: Daily Mail, 11. April 2020, online unter: https://www.dailymail.co.uk/news/article-8211257/Wuhan-lab-performing-experiments-bats-coronavirus-caves.html, abgerufen am 5. Mai 2022.

8 Weimer, Wolfram: »Person der Woche: Zheng-Li Shi. Hat China Angst vor der Wahrheit?«, in: n-tv.de, online unter: https://www.n-tv.de/politik/politik_person_der_woche/Hat-China-Angst-vor-der-Wahrheit-article21711861.html, abgerufen am 8. April 2022.

9 Klaff, P., Gruner, R., Hecker, R., Sättler, A., Theissen, G., Riesner, D.: »Reconstituted and cellular viroid-protein complexes«, in: *Journal of General Virology*, 70, 1989, S. 2257–2270.

10 Theißen, Günter: »Discussion on the origin of the new coronavirus lacks scientific rigor«, in: *Research Gate*, Mai 2021 (Zeitpunkt des Uploads), online unter: https://www.researchgate.net/publication/351528414_Discussion_on_the_origin_of_the_new_coronavirus_lacks_scientific_rigor.

11 »While the Covid-19 pandemic is tantalizing the world, the origin of the causative agent SARS-CoV-2 is still unknown. Clarifying how SARS-CoV-2 entered the human population would be of utmost importance to avoid such a threat in the future. However, the ongoing discussion is highly biased and often does not meet scientific standards.« Ebd.

12 Zhou, P. et al.: »A pneumonia outbreak associated with a new coronavirus of probable bat origin«, in: *Nature*, 579, 2020, S. 270 -273.

13 Sánchez-Pacheco, S. J. et al.: »Median-joining network analysis of SARS-CoV-2 genomes is neither phylogenetic nor evolutionary«, in: *Proceedings of the National Academy of Sciences of the United States of America*, 117, 2020, S. 12518-12519.

14 »Initial epidemiological investigations suggested a spillover of SCoV2 from a bat species to humans involving the Huanan seafood market in Wuhan, China (see e. g. Nature 579, 270; 2020). Details are still unclear, however, e. g. whether another animal was involved as intermediate host. Several early analyses of the molecular evolution of SCoV2 remain inconclusive concerning the zoonotic origin of the virus (see e. g. PNAS doi/10.1073/pnas.2007062117; 2020). Nevertheless, the ›seafood market hypothesis‹ was soon widely agreed upon, whereas alternative hypotheses where hastily dismissed as ›conspiracy theories‹. While most of them almost certainly deserve that label, there is no guarantee that this is true for all of them.« Theißen, Günter: »Discussion on the origin of the new coronavirus lacks scientific rigor«, in: *Research Gate*, Mai 2021 (Zeitpunkt des Uploads), online unter: https://www.researchgate.net/publication/351528414_Discussion_on_the_origin_of_the_new_coronavirus_lacks_scientific_rigor.

15 Becker, M. M. et al.: »Synthetic recombinant bat SARS-like coronavirus is infectious in cultured cells and in mice«, in: *Proceedings of the National Academy of Sciences of the United States of America*, 105, 2008, S. 19944–19949; »It has been reported that bats carrying viruses most closely related to SCoV2 may only live several hundred kilometers away from Wuhan, and possibly have never been traded in this city; moreover, in several research institutes of different countries,

two in Wuhan alone, coronaviruses from bats have been sampled, mutated, and introduced into human cells (see e.g. above and PNAS 105, 19944; 2008).« Theißen, Günter: »Discussion on the origin of the new coronavirus lacks scientific rigor«, in: *Research Gate*, Mai 2021 (Zeitpunkt des Uploads), online unter: https://www.researchgate.net/publication/351528414_Discussion_on_the_origin_of_the_new_coronavirus_lacks_scientific_rigor.

16 »That SARS-CoV-2 escaped from one of these laboratories may appear extremely unlikely, especially to virologists. However, as long as the idea that humans may have helped SCoV2 to straddle the barrier from animals to humans at the onset of COVID-19 is not falsified, it should stand as one reasonable scientific hypothesis besides others, and should be rigorously tested by an international effort.« Ebd.

17 »Considering only ›politically correct‹ theories about the origin of SARS-CoV-2 is not only bad science. It is easily a recipe for the next disaster.« Ebd.

18 »Dear Madame/Sir, I am quite concerned that the discussion about the origin of the new coronavirus (SARS-CoV-2) is highly biased and often does not meet scientific standards. I'm working as a molecular biologist and geneticist for more than 30 years, and teach Molecular Evolution at university level for almost 20 years now. With this background, I can only wonder what's currently going on ... Please be so kind and consider to publish my letter in the Correspondence section of your journal. I feel that many scientists and other readers share my frustration. I see my letter as a loud appeal to rigorosuly clarify the origin of SARS-CoV-2, in order to avoid similar disasters in the future. Many thanks in advance for your kind consideration of my submission! With best wishes, Günter Theißen«. Ebd.

7. Erste Kontaktaufnahme mit Virologen

1 Sarrad, E., Halloy, J., Casane, D., van Helden, J., Decroly, E.: »Retrouver les origines du SARS-CoV-2 dans les phylogénies de coronavirus«, in: *Médicine / Sciences*, 36, 2020, S. 783–796.

2 »(...) nous discutons les différents scénarios évoqués pour rendre compte de l'origine – naturelle ou synthétique – du virus.« Ebd.

3 Coutard, B., Valle, C.,de Lamballerie, X., Canard, B., Seidah, N. G., Decroly, E.: »The spike glycoprotein of the new coronavirus 2019-nCoV contains a furin-like cleavage site absent in CoV of the same clade«, in: *Antiviral Research*, 176, 2020, 104742.

4 Sarrad, E., Halloy, J., Casane, D., van Helden, J., Decroly, E.: »Tracing the origins of SARS-CoV-2 in coronavirus phylogenies«, in: HAL, 24. November 2020, online unter: https://hal.archives-ouvertes.fr/hal-02891455, abgerufen am 17. April 2022.

5 »On the basis of currently available data, it is impossible to determine whether SARS-CoV-2 is the result of a natural zoonotic emergence or an accidental escape from experimental strains.« Ebd.

6 Ge, X. Y., Li, J. L., Yang, X. L., Chmura, A. A., Zhu, G., Epstein, J. H., Mazet, J. K., Hu, B., Zhang, W. et al.: »Isolation and characterization of a bat SARS-like coronavirus that uses the ACE2 receptor«, in: *Nature*, 503, 2013, S. 535–538.

7 Temmam, S., Vongphayloth, K., Baquero, E. et al.: »Bat coronaviruses related to SARS-CoV-2 and infectious for human cells«, in: *Nature*, 604, 2022, S. 330–336.

8 Lau, S. K. P. et al.: »Ecoepidemiology and complete genome comparison of different strains of severe acute respiratory syndrome-related Rhinolophus bat

coronavirus in China reveal bats as a reservoir for acute, self-limiting infection that allows recombination events«, in: *Journal of Virology*, 84, 2010, S. 2808–19.

9 Shi, Zhengli.: »Reply to Science Magazine«, in: *Science*, 24. Juli 2020, online unter: https://www.science.org/pb-assets/PDF/News%20PDFs/Shi%20Zhengli%20Q&A-1630433861.pdf, abgerufen am 14. April 2022.

10 Wang, N., Li, S. Y., Yang, X. L. et al.: »Serological Evidence of Bat SARS-Related Coronavirus Infection in Humans, China«, in: *Virologica Sinica*, 33, 2018, S. 104–107.

11 Rahalkar, M. C., Bahulikar, R. A.: »Lethal Pneumonia Cases in Mojiang Miners (2012) and the Mineshaft Could Provide Important Clues to the Origin of SARS-CoV-2«, in: *Frontiers in Public Health*, 8, 2020, 581569.

12 Frutos, R., Javelle, E., Barberot, C., Gavotte, L., Tissot-Dupont, H., & Devaux, C. A.: »Origin of COVID-19: Dismissing the Mojiang mine theory and the laboratory accident narrative«, in: *Environmental research*, 204, 2022, 112141.

13 Reusken, C. B. E. M. et al.: »Cross host transmission in the emergence of MERS coronavirus«, in: *Current Opinion in Virology*, 16, 2016, S. 55–62.

14 Wei, Y., Aris, P., Farookhi, H. et al.: »Predicting mammalian species at risk of being infected by SARS-CoV-2 from an ACE2 perspective«, in: *Scientific Reports*, 11, 2021, 1702.

15 Zhou, P., Shi, Z.-L.: »SARS-CoV-2 spillover events«, in: *Science*, 371, 2021, S. 120–122.

16 Mallapaty, Smriti: »How sneezing hamsters sparked a COVID outbreak in Hong Kong«, in: *Nature*, 4. Februar 2022, online unter: https://www.nature.com/articles/d41586-022-00322-0, abgerufen am 5. Mai 2022.

17 Kupferschmidt, Kai: »›Politics was always in the room.‹ WHO mission chief reflects on China trip seeking COVID-19's origin«, in: *Science*, 14. Februar 2021, online unter: https://www.science.org/content/article/politics-was-always-room-who-mission-chief-reflects-china-trip-seeking-covid-19-s, abgerufen am 14. April 2022.

18 Zhou, P., Shi, Z.-L.: »SARS-CoV-2 spillover events«, in: *Science*, 371, 2021, S. 120–122 .

19 Oude Munnink, B. B. et al.: »Transmission of SARS-CoV-2 on mink farms between humans and mink and back to humans«, in: *Science*, 371, 2021, S. 172–177.

20 Latinne, A., Hu, B., Olival, K. J. et al.: »Origin and cross-species transmission of bat coronaviruses in China«, in: *Nature Communications*, 11, 2020 4325.

21 Ge, X. Y., Li, J. L., Yang, X. L., Chmura, A. A., Zhu, G., Epstein, J. H., Mazet, J. K., Hu, B., Zhang, W. et al.: »Isolation and characterization of a bat SARS-like coronavirus that uses the ACE2 receptor«, in: *Nature*, 503, 2013, S. 535–538.

22 Ebd.

23 Sirotkin, K., Sirotkin, D.: »Might SARS-CoV-2 Have Arisen via Serial Passage through an Animal Host or Cell Culture?: A potential explanation for much of the novel coronavirus' distinctive genome«, in: *BioEssays*, 42, 2020, e2000091.

24 Ebd.

25 Follis, K. E., York, J., Nunberg, J. H.: »Furin cleavage of the SARS coronavirus spike glycoprotein enhances« cell-cell fusion but does not affect virion entry«, in: *Virology*, 350, 2006, S. 358–69.

26 Segreto, R., Deigin, Y.: »The genetic structure of SARS-CoV-2 does not rule out a laboratory origin: SARS-COV-2 chimeric structure and furin cleavage site might be the result of genetic manipulation«, in: BioEssays, 43, 2021, e2000240.

27 Sallard, E., Halloy, J., Casane, D., Decroly, E., van Helden, J.: »Tracing the origins of SARS-COV-2 in coronavirus phylogenies: a review«, in: *Environmental Chemistry Letters*, 19, 2021, 769 - 785.

8. Mutige Kollegen

1 Zhou, P., Yang, X. L., Wang, X. G. et al.: »A pneumonia outbreak associated with a new coronavirus of probable bat origin«, in: *Nature*, 579, 2020, S. 270–273.
2 »Corona kam doch aus einem Labor in Wuhan!«, in: *Bild*, 18. Februar 2021, online unter: https://www.bild.de/bild-plus/ratgeber/gesundheit/gesundheit/professor-sicher-corona-kam-doch-aus-einem-labor-in-wuhan-75430738.bild.html, abgerufen am 18. April 2022.
3 »Studie zum Ursprung der Coronavirus-Pandemie veröffentlicht«, in: Universität Hamburg, 18. Februar 2021, online unter: https://www.uni-hamburg.de/newsroom/presse/2021/pm8.html, abgerufen am 18. April 2022.
4 Wiesendanger, R.: »Studie zum Ursprung der Coronavirus-Pandemie«, in: *Researchgate*, 2021; https://www.researchgate.net/publication/349302406_Studie_zum_Ursprung_der_Coronavirus_Pandemie.
5 Segreto, R., Deigin, Y.: »The genetic structure of SARS-CoV-2 does not rule out a laboratory origin: SARS-COV-2 chimeric structure and furin cleavage site might be the result of genetic manipulation«, in: *BioEssays*, 43, 2021, e2000240.
6 Zhou, P. et al.: »A pneumonia outbreak associated with a new coronavirus of probable bat origin«, in: *Nature*, 579, 2020, S. 270 -273.
7 Relman, D. A.: »To stop the next pandemic, we need to unravel the origins of COVID-19«, in: *Proceedings of the National Academy of Sciences of the United States of America*, 117, 2020, S. 29246–29248; Segreto, R., Deigin, Y.: »The genetic structure of SARS-CoV-2 does not rule out a laboratory origin: SARS-CoV-2 chimeric structure and furin cleavage site might be the result of genetic manipulation«, in: *BioEssays*, 43, 2021, e2000240.

9. Lasst uns die Kräfte bündeln!

1 Sirotkin, K., Sirotkin, D.: »Might SARS-CoV-2 Have Arisen via Serial Passage through an Animal Host or Cell Culture?: A potential explanation for much of the novel coronavirus' distinctive genome«, in: *BioEssays*, 42, 2020 4325.
2 *WHO-convened global study of origins of SARS-CoV-2: China Part. Joint WHO-China Study. 14 January-10 February 2021. Joint Report – ANNEXES*, World Health Organization, 2021.
3 Leitenberg, Milton: »Did the SARS-CoV-2 virus arise from a bat coronavirus research program in a Chinese laboratory? Very possibly.«, in: Bulletin of the Atomic Scientists, 4. Juni 2020, online unter: https://thebulletin.org/2020/06/did-the-sars-cov-2-virus-arise-from-a-bat-coronavirus-research-program-in-a-chinese-laboratory-very-possibly/, abgerufen am 19. April 2022.
4 Cohen, Jon: »Mining coronavirus genomes for clues to the outbreak's origins«, in: *Science*, 31. Januar 2020, online unter: https://www.science.org/content/article/

mining-coronavirus-genomes-clues-outbreak-s-origins, abgerufen am 5. Mai 2022.

5 »›Pure Baloney‹: Zoologist Debunks Trump's COVID-19 Origin Theory, Explains Animal-Human Transmission«, in: Democracy Now, 16. April 2020, online unter: https://www.democracynow.org/2020/4/16/peter_daszak_coronavirus, abgerufen am 19. April 2022.

6 Lentzos, Filippa: »Will the WHO call for an international investigation into the coronavirus's origins?«, in: Bulletin of the Atomic Scientists, 18. Mai 2020, online unter: https://thebulletin.org/2020/05/will-the-who-call-for-an-international-investigation-into-the-coronaviruss-origins/, abgerufen am 19. April 2022.

7 Butler, C. D., Canard, B., Cap, H., Chan, Y. A., Claverie, J.-M., Colombo, F., Courtier, V., de Ribera, F. A., Decroly, E., de Maistre, R., Demaneuf, G., Ebright, R., Goffinet, A., Graner, F., Halloy, J., Leitenberg, M., Lentzos, F., McFarlane, R., Metzl, J., Morello, D., Petrovsky, N., Quay, S., Rahalkar, M. C., Segreto, R., Theißen, G., van Helden, J.: »Open Letter #1: Reaction to the China-WHO joint press conference on the 9th Feb 2021«, in: *Researchgate*, 4. März 2021, online unter: https://www.researchgate.net/publication/351357912_Open_Letter_1_Reaction_to_the_China-WHO_joint_press_conference_on_the_9th_Feb_2021.

8 McKay, Betsy, Hinshaw, Drew, Page, Jeremy: »WHO Investigators to Scrap Plans for Interim Report on Probe of Covid-19 Origins«, in: Wall Street Journal, 4. März 2021, online unter: https://www.wsj.com/articles/who-investigators-to-scrap-interim-report-on-probe-of-covid-19-origins-11614865067, abgerufen am 19. April 2022.

9 Gorman, James: »Some Scientists Question W.H.O. Inquiry Into the Coronavirus Pandemic's Origins«, in: New York Times, 4. März 2021, online unter: https://www.nytimes.com/2021/03/04/health/covid-virus-origins.html, abgerufen am 19. April 2022.

10 Foucart, Stéphane: »Covid-19: des scientifiques appellent à une enquête indépendante sur les origines de la pandémie en Chine«, in: Le Monde, 4. März 2021, online unter: https://www.lemonde.fr/planete/article/2021/03/04/relevant-les-failles-de-la-mission-de-l-oms-a-wuhan-des-scientifiques-appellent-a-une-veritable-enquete-independante-sur-les-origines-du-covid-19_6071962_3244.html, abgerufen am 19. April 2022.

11 »Opinion: The WHO needs to start over in investigating the origins of the coronavirus«, in: Washington Post, 6. März 2021, online unter: https://www.washingtonpost.com/opinions/global-opinions/the-who-needs-to-start-over-in-investigating-the-origins-of-the-coronavirus/2021/03/05/6f3d5a0e-7de9-11eb-a976-c028a4215c78_story.html, abgerufen am 19. April 2022.

12 »Man kann so ein Virus im Labor erzeugen«, in: n-tv.de, 6. März 2021, online unter: https://www.n-tv.de/wissen/Man-kann-so-ein-Virus-im-Labor-erzeugen-article22406519.html, abgerufen am 19. April 2022.

13 Heinen, Nike, Piegsa, Oskar: »Warum tut er das?«, in: *Zeit*, 24. März 2021, online unter: https://www.zeit.de/2021/13/roland-wiesendanger-corona-ursprung-labor-china-physikprofessor-universitaet-hamburg, abgerufen am 19. April 2022.

14 Oertel, Friederike: »Der Seuchenfahnder«, in: *Zeit*, 24. März 2021, online unter: https://www.zeit.de/2021/13/fabian-leendertz-corona-ursprung-suche-rki-epidemiologie-zoonosen, abgerufen am 19. April 2022.

10. Ein Brief in Science – und schon wendet sich das Blatt

1 *WHO-convened global study of origins of SARS-CoV-2. Joint WHO-China Study. 14 January-10 February 2021 Joint Report China Part*, World Health Organization, 2021. https://www.who.int/publications/i/item/who-convened-global-study-of-origins-of-sars-cov-2-china-part; *WHO-convened global study of origins of SARS-CoV-2: China Part. Joint WHO-China Study. 14 January-10 February 2021. Joint Report – ANNEXES*, World Health Organization, 2021.

2 *WHO-convened global study of origins of SARS-CoV-2. Joint WHO-China Study. 14 January-10 February 2021 Joint Report China Part*, World Health Organization, 2021.

3 US Department of State: »Joint Statement on the WHO-Convened COVID-19 Origins Study«, in: www.state.gov, online unter: https://www.state.gov/joint-statement-on-the-who-convened-covid-19-origins-study/, abgerufen am 22. April 2022.

4 European External Action Service: »EU Statement on the WHO-led COVID-19 origins study«, in: European Union External Action, 30. März 2021, online unter: https://www.state.gov/joint-statement-on-the-who-convened-covid-19-origins-study/, abgerufen am 22. April 2022.

5 Butler, C. D., Cap, H., Claverie, J.-M., Colombo, F., de Ribera, F. A., de Maistre, R., Demaneuf, G., Ebright, R., Goffinet, A., Graner, F., Halloy, J., Itoh, M., Kakeya, H., Leitenberg, M., Lentzos, F., Metzl, J., Petrovsky, N., Quay, S., Rahalkar, M. C., Segreto, R., Theißen, G., van Helden, J., Wiesendanger, R.: „Open Letter #2: Reaction to the China-WHO joint study team report", April 2021, online unter: https://www.researchgate.net/publication/351357782_Open_Letter_2_Reaction_to_the_China-WHO_joint_study_team_report.

6 Quay, S., Demaneuf. G.: »An analysis of the results of routine employee testing for SARS-like infections within the WIV and other Wuhan labs raises serious issues about their validity«, in: *Researchgate*, 2021; https://www.researchgate.net/publications/351711216.

7 Butler, C. D., Cap, H., Claverie, J.-M., Colombo, F., Courtier-Orgogozo, V., Decroly, E., de Ribera, F. A., de Maistre, R., Demaneuf, G., Ebright, R., Goffinet, A., Graner, F., Halloy, J., Kakeya, H., Leitenberg, M., Lentzos, F., McFarlane, R. A. Metzl, J., Morello, D., Petrovsky, N., Quay, S., Rahalkar, M. C., Segreto, R., Theißen, G., van Helden, J., Wiesendanger, R.: „Open Letter #3 to the World Health Organisation and the Members of its Executive Board ahead of the World Health Assembly (May 2021)", April 2021, online unter: https://www.researchgate.net/publication/351357035_Open_Letter_3_to_the_World_Health_Organisation_and_the_Members_of_its_Executive_Board_ahead_of_the_World_Health_Assembly_May_2021.

8 Bloom, J. D., Chan, Y. A., Baric, R. S., Bjorkman, P. J., Cobey, S., Deverman, B. E., Fisman, D. N., Gupta, R., Iwasaki, A., Lipsitch, M., Medzhitov, R., Neher, R. A., Nielsen, R., Patterson, N., Stearns, T., van Nimwegen, E., Worobey, M., Relman, D. A.: »Investigate the origins of COVID-19«, in: *Science*, 372, 2021, S. 694.

9 »Theories of accidental release from a lab and zoonotic spillover both remain viable.« Ebd.

10 »We must take hypothesis about both natural and laboratory spillovers seriously until we have sufficient data.« Ebd.

11 Menachery, V. D., Yount, B. L. Jr, Debbink, K., Agnihothram, S., Gralinski, L. E., Plante, J. A., Graham, R. L., Scobey, T., Ge, X. Y., Donaldson, E. F., Randell, S. H., Lanzavecchia, A., Marasco, W. A., Shi, Z. L., Baric, R. S.: »A SARS-like cluster of circulating bat coronaviruses shows potential for human emergence«, in: *Nature Medicine*, 21, 2015, S. 1508–1513.

12 Baker, Nicholson:»The Lab-Leak Hypothesis For decades, scientists have been hot-wiring viruses in hopes of preventing a pandemic, not causing one. But what if ...?«, in: *Intelligencer – New York Magazine*, 4. Januar 2021, online unter: https://nymag.com/intelligencer/article/coronavirus-lab-escape-theory.html, abgerufen am 22. April 2022.

13 »The main problems that the Institute of Virology has is that the outbreak occurred in close proximity to that Institute. That Institute has in essence the best collection of virologists in the world that have gone out and sought out, and isolated, and sampled bat species throughout Southeast Asia. So they have a very large collection of viruses in their laboratory. And so it's – you know – proximity is a problem. It's a problem.« Ebd.

14 »Genetiker zu Corona-Ursprung: ›Indizien sprechen für Laborunfall‹«, in: Puls24, 27. Mai 2021, online unter: https://www.puls24.at/video/puls-24/genetiker-zu-corona-usprung-indizen-sprechen-fuer-laborunfall/v-cbm9qb6719dt, abgerufen am 22. April 2022.

15 »NANO vom 9. Juni 2021«, 3sat, 9. Juni 2021, online unter: https://www.3sat.de/wissen/nano/210609-sendung-nano-100.html, abgerufen am 22. April 2022.

16 Bewarder, Manuel, Heinemann, Pia, Herden, Birgit, Kalkhof, Maximilian, Lehnartz, Sascha, Naber, Ibrahim, Röhn, Tim: »Der Ursprung des Coronavirus und die vergiftete Labortheorie«, in: *Welt*, 2. Juli 2021, online unter: https://www.welt.de/politik/deutschland/plus232147063/Corona-Ursprung-Die-Suche-nach-der-urspruenglichen-Herkunft-des-Virus.html, abgerufen am: 22. April 2022.

17 Hanselle, Ralf, Gräber, Daniel: »Die Viren, die ich rief«, in: *Cicero*, Juli 2021, S. 14-27.

18 Theißen, Günter: »Biedermänner und Brandstifter. Wie und warum stellt der Mensch gefährliche Viren selber her? Sollte man solche Experimente verbieten?«, in: *Weltwoche*, 20. Juni 2021. https://weltwoche.ch/story/biedermaenner-und-brandstifter/.

19 Koopmans, M., Daszak, P., Dedkov, V. G. et al.: »Origins of SARS-CoV-2: window is closing for key scientific studies«, in: *Nature*, 596, 2021, S. 482–485.

11. Die Ignorabimus-Seuche macht sich breit

1 Xu, R. H., He, J. F., Evans, M. R., Peng, G. W., Field, H. E., Yu, D. W., Lee, C. K., Luo, H. M., Lin, W. S., Lin, P., Li, L. H., Liang, W. J., Lin, J. Y., Schnur, A.: »Epidemiologic clues to SARS origin in China«, in: *Emerging infectious diseases*, 10, 2004, S. 1030–1037.

2 Cui, J., Li, F. and Shi, Z.-L.: »Origin and evolution of pathogenic coronaviruses«, in: *Nature Reviews Microbiology*, 17, 2019, S. 181–192.

3 Huang, C., Wang, Y., Li, X., Ren, L., Zhao, J., Hu, Y. et al.: »Clinical features of patients infected with 2019 novel coronavirus in Wuhan, China«, in: *Lancet*, 395, 2020, S. 497–506.

4 Xiao, X., Newman, C., Buesching, C. D. et al.: »Animal sales from Wuhan wet markets immediately prior to the COVID-19 pandemic«, in: *Scientific Reports*, 11, 2021, 11898.

5 Worobey, M., Levy, J. I., Malpica Serrano, L. M., Crits-Christoph, A., Pekar, J. E., Goldstein, S. A., Rasmussen, A. L., Kraemer, M. U. G., Newman, C., Koopmans, M. P. G., Suchard, M. A., Wertheim, J. O., Lemey, P., Robertson, D. L., Garry, R. F., Holmes, E. C., Rambaut, A., Andersen, K. G.: »The Huanan market was the epicenter of SARS-CoV-2 emergence«, in: *Zenodo*, 2022.

6 Freuling, C. M., Breithaupt, A., Müller, T., Sehl, J., Balkema-Buschmann, A., Rissmann, M., Klein, A., Wylezich, C., Höper, D., Wernike, K., Aebischer, A., Hoffmann, D., Friedrichs, V., Dorhoi, A., Groschup, M. H., Beer, M., Mettenleiter, T. C.: »Susceptibility of Raccoon Dogs for Experimental SARS-CoV-2 Infection«, in: *Emerging Infectious Diseases*, 26, 2020, S. 2982–2985.

7 Lu Stout, Kristie: »«Wuhan SARS«: Tracing the origin of the new virus to China's wild animal markets«, in YouTube, online unter: https://www.youtube.com/watch?v=Je0_U2ym_r0, abgerufen am 5. April 2022.

8 »Sequencing has subsequently shown that mink-to-human transmission also occurred.« B. B. Oude Munnink et al.: »Transmission of SARS-CoV-2 on mink farms between humans and mink and back to humans«, in: *Science*, 371, 2020.

9 Gao, G. et al: »Surveillance of SARS-CoV-2 in the environment and animal samples of the Huanan Seafood Market«, in: *Research Square*, 2021 https://assets.researchsquare.com/files/rs-1370392/v1-covered.pdf?c=1645813311.

10 Zhan, S. H., Deverman, B. E., Chan, Y. A.: »SARS-CoV-2 is well adapted for humans. What does this mean for re-emergence?«, in: *bioRxiv*, 2020 https://www.biorxiv.org/content/10.1101/2020.05.01.073262v1.

11 Worobey, M., Levy, J. I., Malpica Serrano, L. M., Crits-Christoph, A., Pekar, J. E., Goldstein, S. A., Rasmussen, A. L., Kraemer, M. U. G., Newman, C., Koopmans, M. P. G., Suchard, M. A., Wertheim, J. O., Lemey, P., Robertson, D. L., Garry, R. F., EHolmes, E. C., Rambaut, A., Andersen, G. G.: »The Huanan market was the epicenter of SARS-CoV-2 emergence«, in: *Zenodo*, 2020.

12 *WHO-convened global study of origins of SARS-CoV-2. Joint WHO-China Study. 14 January-10 February 2021 Joint Report China Part*, World Health Organization, 2021, S. 8.

13 Lu, S., Wang, W., Cheng, Y., Yang, C., Jiao, Y., Xu, M., Bai, Y., Yang, J., Song, H., Wang, L., Wang, J., Rong, B., Xu, J.: »Food-trade-associated COVID-19 outbreak from a contaminated wholesale food supermarket in Beijing«, in: *Journal of Biosafety and Biosecurity*, 3, 2021, S. 58–65.

14 Liu, P. et al.: »Cold-chain transportation in the frozen food industry may have caused a recurrence of COVID-19 cases in destination: Successful isolation of SARS-CoV-2 virus from the imported frozen cod package surface«, in: *Biosafety and Health*, 2, 2020, S. 199–201.

15 Temmam, S., Vongphayloth, K., Baquero, E. et al.: »Bat coronaviruses related to SARS-CoV-2 and infectious for human cells«, in: *Nature*, 604, 2022, S. 330 - 336.

16 Markson, Sharrie: *What really happened in Wuhan*, HarperCollinsPublishers, Sydney, Australia, 2021.

17 Zhou, Cissy: »Coronavirus: Chinese virologist Shi Zhengli publishes new paper on pathogen's evolution«, in: *South China Morning Post*, 16. Mai 2020.

18 Qui, Jane: »Meet the scientist at the center of the covid lab leak controversy«,

in: MIT Technology Review, online unter: https://www.technologyreview.com/2022/02/09/1044985/shi-zhengli-covid-lab-leak-wuhan/, abgerufen am 29. April 2022.

19 Piplani, S., Singh, P. K., Winkler, D. A. et al.: »In silico comparison of SARS-CoV-2 spike protein-ACE2 binding affinities across species and implications for virus origin«, in: *Scientific Reports*, 11, 2021, 13063.

20 Zhan, S. H., Deverman, B. E., Chan, Y. A.: »SARS-CoV-2 is well adapted for humans. What does this mean for re-emergence?«, in: *bioRxiv*, 2020 https://www.biorxiv.org/content/10.1101/2020.05.01.073262v1.full.

21 Kaiser, Jocely: »NIH says grantee failed to report experiment in Wuhan that created a bat virus that made mice sicker«, in: Science, 21. Oktober 2021, online unter: https://www.science.org/content/article/nih-says-grantee-failed-report-experiment-wuhan-created-bat-virus-made-mice-sicker, abgerufen am 5. Mai 2022.

22 Wu, Y., Zhao, S.: »Furin cleavage sites naturally occur in coronaviruses«, in: *Stem Cell Research*, 50, 2021, 102115.

23 Follis, K. E., York, J., Nunberg, J. H.: »Furin cleavage of the SARS coronavirus spike glycoprotein enhances cell-cell fusion but does not affect virion entry«, in: *Virology*, 350, 2006, S. 358–369.

24 Li, W., Wicht, O., van Kuppeveld, F. J., He, Q., Rottier, P. J., Bosch, B. J.: »A Single Point Mutation Creating a Furin Cleavage Site in the Spike Protein Renders Porcine Epidemic Diarrhea Coronavirus Trypsin Independent for Cell Entry and Fusion«, in: *Journal of Virology*, 89, 2015, S. 8077–81; Yang, Y., Liu, C., Du, L., Jiang, S., Shi, Z. L., Baric, R. S., Li, F.: »Two mutations were critical for bat-to-human transmission of Middle East respiratory syndrome coronavirus«, in: *Journal of Virology*, 89, 2015, S. 9119–23.

25 »DEFUSE proposal«, in: documentcloud.org, online unter: https://www.documentcloud.org/documents/21066966-defuse-proposal, abgerufen am 29. April 2022.

26 Lerner, S., Hibbett, M.: »Leaked grant proposal details high-risk Coronavirus research«, in: The Intercept, 23. September 2021, online unter: https://theintercept.com/2021/09/23/coronavirus-research-grant-darpa/, abgerufen am 29. März 2022.

27 »DEFUSE proposal«, in: documentcloud.org, online unter: https://www.documentcloud.org/documents/21066966-defuse-proposal, abgerufen am 29. April 2022.

28 Lerner, S., Hibbett, M.: »Leaked grant proposal details high-risk Coronavirus research«, in: The Intercept, 23. September 2021, online unter: https://theintercept.com/2021/09/23/coronavirus-research-grant-darpa/, abgerufen am 29. März 2022.

29 Gyr, Marcel: »Ursprung der Pandemie: ›Der Begriff ›Verschwörungstheorie‹ wurde nicht von den Medien in die Welt gesetzt, sondern von Wissenschaftlern – sie führten die ganze Welt in die Irre‹«, in: *Neue Zürcher Zeitung*, 3. Februar 2022.

30 Holmes, E. C., Goldstein, S. A., Rasmussen, A. L., Robertson, D. L., Crits-Christoph, A., Wertheim, J. O., Anthony, S. J., Barclay, W. S., Boni, M. F., Doherty, P. C., Farrar, J., Geoghegan, J. L., Jiang, X., Leibowitz. J. L., Neil, S. J. D., Skern, T., Weiss, S. R., Worobey, M., Andersen, K. G., Garry, R. F., Rambaut, A.: »The origins of SARS-CoV-2: A critical review«, in: *Cell*, 184, 2021, S, 4848–56.

31 Zhou, P., Yang, XL., Wang, XG. et al.: »A pneumonia outbreak associated with a new coronavirus of probable bat origin«, in: *Nature*, 579, 2020, S. 270–273.

32 Rahalkar, M.C., Bahulikar, R.A.: »Lethal Pneumonia Cases in Mojiang Miners (2012) and the Mineshaft Could Provide Important Clues to the Origin of SARS-CoV-2«, in: *Front Public Health*, 2020, 581569.

33 Smith, R.J.: »YELTSIN BLAMES ,79 ANTHRAX ON GERM WARFARE EFFORTS«, in: *Washington Post*, 16. Juni 1992, online unter: https://www. washingtonpost.com/archive/politics/1992/06/16/yeltsin-blames-79-anthrax-on-germ-warfare-efforts/fea56f2d-bf9e-4787-b6ec-86bf190f3ddb/, abgerufen am: 31. März 2022.

34 Kang, Dake, Cheng, Maria, McNeil, Sam: »China clamps down in hidden hunt for coronavirus origins«, in: Associated Press, online unter: https://apnews.com/article/united-nations-coronavirus-pandemic-china-only-on-ap-bats-24fbadc58cee3a40bca2ddf7a14d2955, abgerufen am 31. März 2022.

35 Maxmen, Amy: »Scientists struggle to probe COVID's origins amid sparse data from China«, in: *Nature*, 17. März 2022, online unter: https://www.nature.com/articles/d41586-022-00732-0, abgerufen am 5. Mai 2022.

12. Wissenschaftlicher Streit muss sein

1 Gallo, Robert C., Jamison, Dean T.: »Knowing the Origins of COVID-19 Won't Change Much«, in: *Time*, 23. Februar 2022.

2 Jansen, Ludger: »Die Wahrheit der Geschichte und die Tugenden des Historikers«, in: *Zeitschrift für philosophische Forschung*, 62, 2008, S. 471–491.

3 Fehervari, Zoltan: »Origin story«, in: *Nature*, 28. November 2018, online unter: https://www.nature.com/articles/d42859-018-00008-6, abgerufen am 6. April 2022.

4 Daszak, P., Keusch, G.T., Phelan, A.L., Johnson, C.K., Osterholm, M.T.: »Infectious disease threats: A rebound to resilience«, in: *Health Affairs*, 40, 2021, S. 204–211.

5 Allen, T., Murray, K.A., Zambrana-Torrelio, C. et al.: »Global hotspots and correlates of emerging zoonotic diseases«, in: *Nature Communications*, 8, 2017, 1124.

6 Smith, G., Vijaykrishna, D., Bahl, J. et al.: »Origins and evolutionary genomics of the 2009 swine-origin H1N1 influenza A epidemic«, in: *Nature*, 459, 2009, S. 1122–25.

7 Martinez, D.R., Schäfer, A., Leist, S.R. et al.: »Chimeric spike mRNA vaccines protect against Sarbecovirus challenge in mice«, in: *Science*, 27, 2021, S. 991–998.

8 Schulmann, Beke, Drosten, Christian: »Coronavirus-Update. Folge 92«, in: NDR, 8. Juni 2021, online unter: https://www.ndr.de/nachrichten/info/coronaskript302. pdf, abgerufen am 3. Mai 2022.

9 »Where Did the Coronavirus Come From? What We Already Know is Troubling.«, in: *New York Times*, online unter: https://www.nytimes.com/2021/06/25/opinion/coronavirus-lab.html.

10 Folmer, Kaitlyn, Salzman, Sony, Pezenik, Sasha, Dr. Abdelmalek, Mark, Bruggeman, Lucien: »Nature-based or lab leak? Unraveling the debate over the origins of COVID-19«, in: ABC News, 14. Juni 2021, online unter: https://abcnews.go.com/US/nature-based-man-made-unraveling-debate-origins-covid/story?id=78268577, abgerufen am 3. Mai 2022.

11 Page, Jeremy, McKay, Betsy, Hinshaw, Drew: »The Wuhan Lab Leak Question: A

Disused Chinese Mine Takes Center Stage«, in: Wall Street Journal, 24. Mai 2021, online unter: https://www.wsj.com/articles/wuhan-lab-leak-question-chinese-mine-covid-pandemic-11621871125, abgerufen am: 3. Mai 2022.

12 Davis, Joe: »Now one of the original lab leak deniers calls for a ›thorough investigation‹ into Covid's origin as he admits ›a lot of disturbing information‹ has surfaced since he signed Lancet letter denouncing theory«, in: Daily Mail, 4. Juni 2021, online unter: https://www.dailymail.co.uk/news/article-9652589/One-original-lab-leak-deniers-calls-thorough-investigation-Covids-origin.html, abgerufen am: 3. Mai 2022.

13 Calisher, C. H., Carroll, D., Colwell, R., Corley, R. B., Daszak, P., Drosten, C., Enjuanes, L., Farrar, J., Field, H., Golding, J., Gorbalenya, A. E., Haagmans, B., Hughes, J. M., Keusch, G. T., Lam, S. K., Lubroth, J., Mackenzie, J. S., Madoff, L., Mazet, J. K., Perlman, S. M., Poon, L., Saif, L., Subbarao, K., Turner, M.: »Science, not speculation, is essential to determine how SARS-CoV-2 reached humans«, in: Lancet, 398, 2021, S. 209–211.

14 Ebd.